Thomas Ch. Weber

Traumafokus

Eine neuropsychotherapeutische Methode
zur Verarbeitung von psychischem Stress, Traumata und chronischem Schmerz

2., aktualisierte und erweiterte Auflage

Thomas Ch. Weber

Traumafokus

Eine neuropsychotherapeutische Methode
zur Verarbeitung von psychischem Stress, Traumata
und chronischem Schmerz

2., aktualisierte und erweiterte Auflage

facultas

Der Autor
Mag. Thomas Ch. Weber, Studium der Psychologie und Psychotherapiewissenschaft, Psychotherapeut (IG), Traumatherapeut (EMDR, Ego-State-Therapie, Brainspotting), Paartherapeut, internationaler Traumafokus-Ausbilder und Lehrsupervisor; Leiter des Instituts für Neuropsychotherapie in Wien; Forschungstätigkeit zu Schmerztherapie (sysTelios-Klinik, 2016–2018); Gründungsmitglied der Deutschen Gesellschaft für Psychotraumatologie und Gewaltforschung (GPTG).

Quellenverzeichnis für die Abbildungen:
Abb. 1: © decade3d – iStock
Abb. 2: © NataliaDeriabina – iStock
Abb. 3: © Jolygon – iStock
Abb. 4: © Alena Hovorkova – shutterstock
Abb. 5: © Mary Balchos – Alamy
Abb. 6, 7: © Alena Hovorkova – shutterstock
(Adaptierungen/Beschriftungen jeweils durch den Autor)
Porträtfoto Autor: © Johannes Pietsch

Bibliografische Information der Deutschen Nationalbibliothek

Die Deutsche Nationalbibliothek verzeichnet diese Publikation in der Deutschen Nationalbibliografie; detaillierte bibliografische Daten sind im Internet über http://dnb.d-nb.de abrufbar.

2., aktualisierte und erweiterte Auflage 2021

facultas Universitätsverlag, Stolberggasse 26, 1050 Wien, Österreich

Umschlagbild: © agsandrew – iStock
Satz: Wandl Multimedia-Agentur
Druck und Bindung: Facultas Verlags- und Buchhandels AG
Printed in Austria

ISBN 978-3-7089-2145-7 (Print)
ISBN 978-3-99111-375-1 (E-Pub)

Vorwort von Dr. Gunther Schmidt

Das vorliegende Buch halte ich für eine sehr wertvolle Bereicherung und Hilfe nicht nur für Menschen, die z. B. Traumata oder starke, anhaltende Schmerzprozesse erlitten haben oder noch erleiden, sondern auch für alle professionellen HelferInnen, die mit ihrer Arbeit betroffene Menschen unterstützen wollen.

Wenn jemand solchen leidvollen Prozessen ausgesetzt ist, erlebt sie/er sich zunächst häufig als ausgeliefertes, hilfloses Opfer von sehr quälenden, fast immer auch sehr starke Angst auslösenden unwillkürlichen Prozessen (also Prozessen, die üblicherweise oder vollständig nicht mit dem bewussten Willen direkt steuerbar erscheinen). Da solche unwillkürlichen Prozesse, wie viele Ergebnisse der modernen Hirnforschung klar belegen, zunächst immer schneller und stärker wirken als alles Bewusst-Willentliche, erleben sich Betroffene verständlicherweise als ohnmächtig diesen bedrohenden Kräften gegenüber, was typischerweise ihren erlebten Stress und ihre Ängste verstärkt. Und da diese unwillkürlichen Prozesse ja von innen, also aus der Person selbst kommen, wird so nach und nach auch noch ein sehr schlechtes Selbstbild mit Angst vor dem eigenen Inneren aufgebaut. Man fühlt sich quasi bedroht von sich selbst und kann sich nicht mehr oder kaum noch vorstellen, dass es im eigenen Inneren auch hilfreiche, wertvolle und gesundheitsförderliche Prozesse geben könnte. So verstärkt sich häufig die Tendenz, gegen diese bedrohlichen Prozesse von innen zu kämpfen. Da diese aber schneller und stärker wirken als Willentliches, wird man so auf Dauer immer „verlieren“, was wieder die Verzweiflung und damit genau die leidvollen Prozesse stärkt.

Leider tragen zu solchen Abläufen auch viele Angebote im Feld der medizinischen Versorgung bei, indem ebenfalls mit einer Defizitperspektive an solche „Störungen“ herangegangen wird und ungewünschte unwillkürliche Prozesse eher noch als Schwäche, Störung, Pathologie angesehen werden.

Was hier gebraucht wird, sind Angebote und Interventionsmöglichkeiten, welche hilfreiche Chancen offerieren, schnell und nachhaltig wirksam aus diesem Teufelskreis auszusteigen. Solche Chancen bietet dieses Buch in sehr gut nachvollziehbarer, plausibler und sogar direkt selbst anwendbarer Weise. Der Autor baut dabei seine Interventionen systematisch und stringent auf den Ergebnissen der modernen Neurobiologie und auch den Erkenntnissen der hypnosystemischen Therapie- und Beratungskonzepte auf, die zeigen, wie Erleben durch welche Art der Kommunikation und Beziehungsgestaltung auf unwillkürlicher Ebene erzeugt wird.

Aus hypnosystemischer Sicht, die auf der Basis der modernen Hirn- und Gedächtnisforschung konzipiert ist, wird davon ausgegangen, dass menschliches Erleben nie feststeht, sondern ständig, quasi Sekunde für Sekunde, neu erzeugt wird durch Prozesse der Fokussierung von Aufmerksamkeit auf unseren diversen Sinneskanälen, zum größten Teil aber unwillkürlich und unbewusst. Die Forschungen zum autobiografischen Gedächtnis zeigen, dass wir jede emotional „geladene" Episode unseres Erlebens, in welchem Alter auch immer, als eigenständiges Erlebnis-Netzwerk in unserem großen unbewussten Erfahrungsrepertoire speichern und diese Netzwerke jederzeit wieder abrufbar (aktivierbar) werden, wenn entsprechende Auslösereize als Trigger wirken (unbewusstes Lenken oder Priming-Prozesse). Das bedeutet auch, dass wir in unserem Repertoire über sehr viele hilfreiche Kompetenz-Netzwerke verfügen, auch dann, wenn diese bewusst über lange Zeit nicht wahrgenommen wurden. Wenn wir aber gerade absorbiert (assoziiert) sind mit leidvollen Erlebnis-Netzwerken, kommt es uns im Bewussten so vor, als ob wir so seien und dies nicht ändern könnten. Deshalb werden viele Interventionsmöglichkeiten benötigt, die Betroffenen selbstwirksam die Chance bieten, solche leidvollen Netzwerke zu unterbrechen und systematisch die Aufmerksamkeitsfokussierung so zu gestalten, dass die „schlummernden" hilfreichen Kompetenzen aus dem unbewussten Repertoire reaktiviert und nachhaltig wirksam zieldienlich vernetzt werden können – mit allen Kontexten, in denen man sie braucht. Das hypnosystemische Konzept, mit dem wir z. B. in der sysTelios-Klinik arbeiten, bietet viele solcher Interventionschancen.

Da lebende Systeme wie wir (Autopoiese) ihr Erleben immer autonom von innen heraus selbst erzeugen, ist davon auszugehen, dass auch jede hilfreiche Veränderung, z. B. im Rahmen einer Therapie, letztlich immer von den Betroffenen selbst erzeugt wird, sie sind also die eigentlichen kompetenten TherapeutInnen. Das erfordert zwingend, dass man mit jeder Klientin bzw. jedem Klienten auch so arbeitet, dass ihr/ihm kontinuierlich als der obersten Autorität im Kooperationsprozess begegnet wird, alle Angebote völlig transparent gemacht werden und zur kritischen Prüfung vorgelegt werden. Die KlientInnen entscheiden letztlich allein über Stimmigkeit der Angebote und wählen aus ihnen autonom aus. Die ganze Kooperation sollte also als Ritual zur kontinuierlichen „Inthronisierung" der KlientInnen als autonome Autorität zur Stärkung ihrer Eigenkompetenz und Selbstwirksamkeit angelegt werden. Damit diese Selbstwirksamkeit optimal unterstützt wird, sollten auch alle Interventionen erläutert werden. Eine Therapie ist deshalb in meinen Augen erst dann gut, wenn sie auch quasi eine gute Weiterbildung für die KlientInnen mitliefert, damit sie sich so schnell wie möglich von den TherapeutInnen unabhängig machen können.

Der Autor vermittelt in diesem sehr gut zu lesenden Buch plausibel und mit vielen erhellenden Verweisen auf Forschungsergebnisse genau solche Strategien, für Professionelle in den Helfersystemen ebenso wie für Betroffene. Dadurch können beide Seiten gut und sehr praktisch verstehen und erleben, wie achtungsvoll und achtsam auch noch so belastend erlebte unwillkürliche Prozesse in wertvolle Hinweise auf Bedürfnisse übersetzt und genutzt werden können – und wie man für diese Bedürfnisse selbstwirksam etwas tun kann. Mit behutsamen, auch sehr schonenden Interventionen können Menschen überzeugend erleben, wie sie mit mehr Neugier und achtungsvollem Staunen ihre intuitiven Prozesse als Kompetenz würdigen und für sich einsetzen können und wie sie auch sehr leidvolle Prozesse wirksam transformieren können. Dies wiederum trägt in berührend schöner Weise zum Erleben von Selbstwürdigung, Selbstwert und Hochachtung vor der unbewussten Weisheit des eigenen Organismus bei, bei konsequenter respektvoller Beachtung der Autonomie und Wahlfreiheit der KlientInnen.

Gerade wenn man dies beachtet, dürfte es nicht verwundern, dass wir in der sysTelios-Klinik schnell und mit Freude bereit waren, ein Forschungsprojekt zur Schmerztherapie mit den hier beschriebenen Methoden durchzuführen, denn die Konzepte von Thomas Weber passen optimal zu unserer Kultur der Kooperation auf Augenhöhe. Die dafür angebotene Zusatzqualifizierung für viele MitarbeiterInnen bei uns war ein sehr großer Gewinn für unser Team. Die Ergebnisse waren außerdem so gut, dass wir uns nicht nur über die vielen, hohe Zufriedenheit ausdrückenden Rückmeldungen der KlientInnen gefreut haben, sondern vom außerordentlich hohen Wert der hier beschriebenen Konzepte sehr überzeugt sind. Ich wünsche diesem Buch deshalb sehr eine große Resonanz. Ich weiß, wie hilfreich die Konzepte für alle werden können, die sich mit ihnen auseinandersetzen und sie nutzen.

Dr. med. Dipl.-Volksw. Gunther Schmidt
Leiter des Milton-Erickson-Instituts Heidelberg
Ärztlicher Direktor der sysTelios-Klinik für psychosomatische
Gesundheitsentwicklung Siedelsbrunn

Danksagung

Mein ganz persönlicher Dank richtet sich an alle Klientinnen und Klienten, die mir ihre Not über körperliches und seelisches Leid anvertraut haben und in mir den Wissensdrang entfacht haben, neue therapeutische Behandlungsmöglichkeiten zu entwickeln und diese in Lehre und Forschung zu bringen. Sie sind meine besten Lehrerinnen und Lehrer darin geworden, ihnen durch aufmerksames Zuhören und Beobachten einen direkten Zugang zu unbewussten, unverarbeiteten Vorgängen zu ermöglichen, um chronischen Stress, Traumata und chronische Schmerzen heilbar zu machen. Es wurden sowohl ihnen als auch mir Türen in neue Dimensionen eines therapeutischen Verständnisses geöffnet. Mag es noch so viele Techniken und Vorgangsweisen in den gegenwärtig anerkannten Therapiemethoden geben, allen voran stehen ohne Zweifel die in dem Buch beschriebenen Grundprinzipien der therapeutischen Haltung und Beziehung, die sich seit den Anfängen der Psychotherapie immer wieder als besonders wirksam und effizient erweisen.

Ich bin zwei bedeutenden Neurowissenschaftlern der Gegenwart, denen ich persönlich begegnet bin, zu großem Dank verpflichtet: Das sind Allan N. Schore und Stephen W. Porges, welche die Grundprinzipien menschlicher Interaktion in ihren Fachartikeln und Büchern revolutioniert haben. Allan N. Schore gilt als einer der wichtigsten Pioniere moderner Bindungstheorie; er beschrieb das neurophysiologische Prinzip der dominanten rechten Gehirnhemisphäre (bestehend aus Gefühlen, nicht bewussten Wahrnehmungszuständen, inneren Bildern usw.). Dabei findet eine neurophysiologisch nachweisbare Interaktion zwischen Therapeut/in und Klient/in insbesondere auf einer unbewussten Ebene statt, welche das therapeutische Geschehen grundlegend steuert. Als einen weiteren Mentor betrachte ich Stephen W. Porges, dessen Lebenswerk, die Polyvagaltheorie, einen Grundpfeiler der Theorie in Traumafokus darstellt.

Die Erkenntnisse daraus gaben mir Inspiration und Klarheit darüber, wie neurowissenschaftliche Forschungsergebnisse psychotherapeutisch genutzt werden können. Schore, Porges, Damasio und einige andere im Buch angeführte Autorinnen und Autoren untermauern das Verständnis einer psychophysiologischen Einheit, welches sich vom cartesianischen Weltbild, der Trennung zwischen Körper und Seele (Psyche), endgültig verabschiedet. Auch wenn das für manche Leserinnen und Leser offensichtlich erscheint, wird es noch ein längerer Weg sein, bis es in vielen medizinisch-diagnostischen Fachdisziplinen normal und naheliegend ist, dass körperlich-chronische Erkrankungen die psychosozialen Anteile des Menschen immer in sich tragen und in jede Diagnostik eingebunden gehören.

Als einen anderen Wegbegleiter während meines Psychologiestudiums möchte ich den Kinderpsychiatrie-Professor Heinz Stefan Herzka erwähnen, der mir in meinen Studienjahren beigebracht hat, klinische Beobachtungen ohne Interpretationen genau zu beschreiben. Ich werde nicht vergessen, wie er uns Studierende mit Klarheit und großer Geduld lehrte, Diagnostik als beobachtend-beschreibende Wahrnehmung zu betreiben.

Einen besonders großen Dank möchte ich dem Leiter der sysTelios-Klinik und Pionier der hypnosystemischen Therapie, Gunther Schmidt, aussprechen, der meine Arbeit mit persönlichem Interesse unterstützt und gefördert hat und einen wesentlichen Anteil zur methodischen Verbreitung beigetragen hat. Ebenso möchte ich den Mitarbeiterinnen und Mitarbeitern seiner Klinik, auch „sysTelianer" genannt, danken, die in Kooperation mit der Sigmund Freud PrivatUniversität und der SRH Hochschule Heidelberg in den Jahren 2016 bis 2018 eine Langzeitstudie mit Painspotting (Schmerzfokus) bei Schmerzpatientinnen und Schmerzpatienten mit großem Engagement erfolgreich durchgeführt haben. Ganz besonders freut es mich, dass unsere Studie die Wirksamkeit gezeigt hat, dass chronische Schmerzzustände mit Schmerzfokus nachhaltig erfolgreich behandelt werden können.

Seit Beginn meiner langjährigen Seminartätigkeit werde ich unterstützt von der umsichtigen und freundlichen Sekretärin Evi Herzner, die mir seit vielen Jahren zur Seite steht – ein großes Dankeschön hierfür!

Als tragende Säulen von Traumafokus möchte ich das österreichische Traumafokus-Lehrbeauftragten-Team hervorheben: Almut Dietrich, Gabi Könczei und Manuela Weinhöpl. Sie haben mich unter anderem tatkräftig darin unterstützt, ein großes Volunteerprojekt in Trauma- und Schmerztherapie in der Ukraine aufzubauen. Davor war es Ende 2016 in Wien zu einer Begegnung mit den ukrainischen Kolleginnen Natalya Pidkaliuk und Maryna Malinovska gekommen. Sie luden mich in der Folge in ihre Heimat Chmelnyzkyi in der Ukraine ein. Dort bauten sie ein nationales Traumafokus-Zentrum auf und organisieren die Weiterbildung in Traumafokus in der Ukraine seit Jahren. Ebenso möchte ich den ukrainischen Lehrtrainerinnen und Lehrtrainern sowie Unterstützerinnen und Unterstützern danken, darunter Larissa Dovlad und Oleg Korolchuk sowie insbesondere Iryna Hladun, die mich mit großem Einsatz bei allen Seminaren als eloquente Übersetzerin unermüdlich begleitet hat. Mein Buch wurde inzwischen ins Ukrainische und Russische übersetzt.

Die Nachfrage nach moderner Traumatherapie ist in der Ukraine groß, ebenso meine Liebe zu diesem beinahe vergessenen europäischen Land mit sehr dankbaren und gastfreundlichen Kolleginnen und Kollegen.

Weiterer Dank gebührt Thomas Duffner, der das Curriculum in den süddeutschen Raum gebracht hat. Meine Schwester Trix war eine große Unterstützerin in den letzten Jahren bis zur Erstellung dieses Buches.

Meinen persönlichen Dank möchte ich auch meinem Sohn Benjamin, meiner ehemaligen Frau Anne und meinen lieben Freundinnen und Freunden aussprechen, die stets ein offenes Ohr für mich haben. Euch allen sei aus ganzem Herzen gedankt!

Anmerkung

Eine Anmerkung bezüglich der männlichen und weiblichen Anredeform: Ich habe mich entschieden, in meinem Buch weibliche Bezeichnungen, also „Therapeutin" und „Klientin" usw., zu verwenden. Diese Anredeweise erscheint mir insofern opportun, als sich im Kolleginnenkreis mehr Therapeutinnen als Therapeuten befinden und rein statistisch mehr Frauen eine Therapie aufsuchen als Männer. Ich bitte alle männlichen Kollegen und Leser um Nachsicht und Verständnis.

Sämtliche Namens- und Ortsbezeichnungen in Fallbeispielen in diesem Buch wurden verändert, um etwaige Rückschlüsse auf Personen und deren Herkunft auszuschließen.

Als Abkürzungen verwende ich im Buch „Th." für Therapeutin(nen) und „Kl." für Klientin(nen).

Inhaltsverzeichnis

Teil I: Theoretische und methodische Grundlagen von Traumafokus

Teil I: Theoretische und methodische Grundlagen von Traumafokus

1 Einleitung

1.1 Beweggründe zu diesem Buch

Im Jahr 2017 habe ich das Wiener Institut für Neuropsychotherapie gegründet, in welchem Seminare zur Fort- und Weiterbildung in Traumafokus, Schmerzfokus und andere Veranstaltungen im Bereich Neuropsychotherapie abgehalten werden. Seither wird die Methode Traumafokus und Schmerzfokus in Basis- und Fortgeschrittenenseminaren an verschiedenen Einrichtungen und Ausbildungsstätten in Österreich, Deutschland, der Schweiz, Weißrussland und der Ukraine angeboten.

Ich habe mich in den letzten zehn Jahren eingehend mit der therapeutischen Anwendbarkeit von chronischen Schmerzbehandlungen beschäftigt, nachdem ich von 2011 bis 2017 Brainspotting Master Trainer war und im deutschsprachigen Raum zahlreiche Seminare an bekannten Ausbildungsinstituten für Psychologinnen, Therapeutinnen und Ärztinnen gehalten habe. Beim ersten internationalen Brainspotting-Kongress 2016 in Brasilien hielt ich als einer der Hauptredner einen Vortrag über chronischen Schmerz.

Etwa zur gleichen Zeit begannen wir in Deutschland eine Langzeitforschung über zwei Jahre zu der von mir entwickelten Schmerztherapie im Rahmen einer Prä-Post-Studie an der sysTelios-Klinik für Psychosomatik und Psychotherapie in Siedelsbrunn, Hessen. In Kap. 10 werden die ersten Ergebnisse dieser Langzeitstudie vorgestellt.

Im methodischen Übergang von Brainspotting zu Traumafokus nannten wir diese neue therapeutische Methode auf Englisch Painspotting®, für den deutschsprachigen Raum wählten wir die Bezeichnung **Schmerzfokus**. Schmerzfokus-Psychotherapie ist als Spezifikum von Traumafokus zu verstehen und beschäftigt sich mit verschiedenartigen Schmerzzuständen und -erkrankungen. Es ist eine schmerztherapeutische Behandlungsmethode, die sich eingehend mit der Psychophysiologie des Menschen befasst und mithilfe bestimmter, in diesem Buch angeführter Techniken eine neurophysiologische Regulation in Gehirn und Körper bewirkt, die zu einer nachhaltigen Heilung von Schmerz führt.

Es ist ein bemerkenswertes Phanömen, dass die moderne Medizin chronische Schmerzzustände bei Menschen kurzzeitig zu verringern, jedoch nicht nachhaltig zu beseitigen vermag. Das Problem liegt darin, wie wenig wir Schmerz verstehen und mit welcher Beharrlichkeit wir diese am häufigsten auftretende Krankheit im Leben eines Menschen hauptsächlich als körperliches Geschehen betrachten und behandeln. Es ist durch Wissenschaft und Forschung jedoch seit Beginn des 21. Jahrhunderts belegt, dass Schmerz ein subjektives Geschehen ist, das psychischen Ursprunges ist und das ebenfalls soziale Implikationen beinhaltet.

In diesem Buch wird auf die Interaktion der biologischen, psychologischen und sozialen Faktoren von Schmerz eingegangen, um Trauma, Schmerz und Stresserkrankungen besser zu verstehen. Es werden die psychotherapeutischen Behandlungsmethoden von Traumafokus inklusive Schmerzfokus genauer vorgestellt und den Leserinnen anhand von Fallbeispielen nähergebracht.

Mit Traumafokus haben wir nicht nur einen therapeutischen Zugang bei akutem und chronischem Schmerz, sondern auch bei psychischen Krankheiten wie Angststörungen, Zwängen, Depressionen, Schlafstörungen, dissoziativen Zuständen, bipolaren Störungen, Panikstörungen, Phobien, Borderline-Störungen, Bindungsstörungen und Komplexen Posttraumatischen Belastungsstörungen.

Zu den weiteren **Anwendungsbereichen** von Traumafokus (TF) gehören:

- TF in der Therapie für Kinder und Jugendliche
- TF bei Komplexer Posttraumatischer Belastungsstörung (K-PTBS)
- TF bei frühen Bindungsstörungen
- TF bei Flucht und Migration
- Schmerzfokus (SF) bei akuten und chronischen Schmerzerkrankungen
- TF in der Rehabilitation

Mit dem vorliegenden Werk soll ein Lehrbuch geboten werden, das in die Grundlagen und Anwendungen von Traumafokus einführt. Das Buch ist unterteilt in zwei Hauptabschnitte: Teil I befasst sich mit den theoretischen und methodischen Grundlagen von Traumafokus, der Schwerpunkt von Teil II liegt auf der Anwendung von Traumafokus in der psychotherapeutischen Praxis.

1.2 Zur historischen Entwicklung der Behandlungsformen von chronischen Schmerzzuständen in der Neuzeit

Im Jahr 1900 beschrieb der deutsche Chirurg Paul Sudeck das Schmerzphänomen „Algodystrophie“, welches später unter dem Namen „Morbus Sudeck“ bekannt wurde. Dieses Krankheitsbild wird heute auch **komplexes regionales Schmerzsyndrom**, kurz CRPS (engl. „complex regional pain syndrome“), genannt. Unter CRPS versteht man eine chronische neurologische Erkrankung als Folgeerscheinung von Operationen oder Gewebeverletzungen, die zu Schmerzen, Durchblutungsstörungen, Schwellungen und Berührungsempfindlichkeit führt. Das komplexe regionale Schmerzsyndrom tritt häufig im Zusammenhang mit einem Knochenbruch einer Extremität im Gelenksbereich auf.

Der Begriff **Schmerzkrankheit** entstand etwas später, im Jahr 1937, durch den französischen Chirurgen René Leriche. Er beschäftigte sich mit dem Phantomschmerz und sprach als erster Wissenschaftler von der Schmerzkrankheit („douleur maladie"). Leriche nahm gegen Ende seiner Laufbahn eine medizinisch-humanistische Haltung ein, indem er den Menschen als Subjekt und Individuum in dessen Lebenskontext betrachtete.

Der in den USA bekannte Anästhesist John Bonica beschäftigte sich als Erster mit der heute bekannten **multimodalen Schmerztherapie**, einem Therapieansatz, bei dem verschiedene Behandlungsmethoden kombiniert werden. Er gründete 1947 die erste interdisziplinäre Schmerzklinik in Washington, der in den folgenden Jahrzehnten weitere 175 Schmerzambulanzen in den USA folgten.

Im Jahr 1965 entwickelte der kanadische Neuropsychologe Ronald Melzack gemeinsam mit dem britischen Physiologen Patrick Wall die sogenannte **Kontrollschrankentheorie** (engl. „gate control theory"), mit deren Hilfe ein bahnbrechender neurophysiologischer Zusammenhang zwischen subjektivem Schmerzerleben und Schmerzverarbeitung entdeckt wurde. Demnach haben kognitive und emotional-affektive Bewertungen eines unter Schmerz leidenden Menschen entscheidenden Einfluss auf die Schmerzhemmung. Melzack und Wall gehören zu den Pionieren, denen zu verdanken ist, dass chronischer Schmerz in einem neuen Licht verstanden wird (vgl. dazu Kap. 9.1).

Im Jahr 1977 begründete der amerikanische Psychiater George Engel das **bio-psycho-soziale Modell von Schmerz**, welches besagt, dass ein chronisch auftretender Schmerz eine Folge von psychisch-körperlichen Wechselwirkungen sei. Ein schmerzanfälliger Patient (engl. „pain-prone patient") ist dadurch gekennzeichnet, dass er „von Geburt an eine Art Bibliothek aufbaut, die die Schmerzerfahrungen, die aus verschiedenen peripheren schmerzhaften Stimulationen entstanden sind, im Laufe seines Lebens speichert" (Engel, 2012, S. 15). Dazu gehören nach Engel auch traumatische Erlebnisse, die zu chronischem Dauerschmerz führen können.

Der amerikanische Schmerzforscher Dennis Turk beschrieb 1983 den **Selbstwirksamkeitseffekt von Schmerz**, indem er feststellte, dass die Erwartungshaltung von Patientinnen als Gradmesser für die Intensität und Dauer eines Schmerzes zu verstehen sei (Turk et al., 2001).

Im 21. Jahrhundert revolutionierte der technische Fortschritt hochauflösender bildgebender Verfahren die bisherigen Erkenntnisse in Medizin und Psychotherapie. Durch eine wachsende interdisziplinäre Zusammenarbeit in der Wissenschaft entstanden neue Erkenntnisse zum Gehirn, die zur Entwicklung von umfassenderen und gezielteren Behandlungsmöglichkeiten in der Trauma- und Schmerztherapie führten. Das Zeitalter der Neurobiologie hatte begonnen.

Zu Beginn des 21. Jahrhunderts hat man sich mithilfe moderner bildgebender Verfahren vermehrt mit der Aktivierung und Hemmung von Schmerz im Gehirn bei chronischen Schmerzpatientinnen beschäftigt.

Einige Neurowissenschaftler, wie beispielsweise Vania Apkarian und Catherine Bushnell, haben mit der Entdeckung der **Schmerzmatrix** einen wissenschaftlichen Standard in der modernen Schmerzforschung geschaffen. In einer Metastudie aus dem Jahr 2004 haben sie die komplexen Netzwerke im Gehirn beschrieben, die bei Schmerzreizen aktiviert werden; diese bezeichneten sie als Schmerzmatrix (siehe Abb. 6 auf S. 120).

Eine amerikanische Forschergruppe um Catherine Bushnell untersuchte bei chronischen Schmerzpatientinnen, wie sich die Schaltkreise im Gehirn verändern, die Dichte von grauer Substanz abnimmt und die Schmerzhemmung bei chronischem Schmerz verloren geht. Die Forschergruppe entwickelte ein Erklärungsmodell, wie chronischer Schmerz, Emotion und Kognition zusammenwirken (Bushnell et al., 2013).

1.3 Geschichte und Hintergründe von Traumafokus

In diesem Abschnitt werden die historischen Hintergründe, die mit der Methode Traumafokus in Zusammenhang stehen, näher dargestellt. Insbesondere soll dargelegt werden, in welchem methodologischen Kontext Traumafokus zu verstehen ist. Darüber hinaus gehe ich auf meine Begegnungen mit bedeutenden Neurowissenschaftlern ein, deren bahnbrechende Errungenschaften großen Einfluss auf die Entwicklung von Traumafokus genommen haben.

Historisch gesehen wurde Traumafokus von Brainspotting beeinflusst – und Brainspotting wiederum von EMDR. Diese drei Verfahren haben eine wesentliche Gemeinsamkeit: Sie nutzen den **visuellen Sinn**, der uns dazu dient, uns zu orientieren, um uns sicher zu fühlen. Die Verwendung des visuellen Systems ist aus diesem Grund psychotherapeutisch sehr sinnvoll. Wie bisherige Ergebnisse zeigen, ist es auch effektiver als das ausschließliche Nutzen der Sprache, die allen Therapiemethoden zugrunde liegt.

1.3.1 Eye Movement Desensitization and Reprocessing (EMDR)

Die amerikanische Psychologin **Francine Shapiro** gilt als Begründerin der Traumatherapie-Methode **Eye Movement Desensitization and Reprocessing**, kurz **EMDR** genannt, die sie in den 1990er-Jahren entwickelte (Shapiro, 1998).

Unter EMDR versteht man, dass mittels rascher, kontinuierlicher, horizontaler Finger-Arm-Bewegungen, denen eine Klientin mit den Augen folgt, eine Stressverarbeitung in Gang gesetzt werden kann, die zur Reduktion oder Auflösung traumatisierender Inhalte führt. Während des Verarbeitungsprozesses werden negative und positive Kognitionen passend zum Thema gefunden, die in ein achtstufiges Protokoll eingearbeitet werden. EMDR zählt zu den behavioralen Traumatherapiemethoden.

Nach meiner Ausbildung in EMDR stellte ich in der klinischen Praxis fest, dass die Technik mit raschen bilateralen Augenbewegungen der Klientinnen manchmal dazu führte, dass sie mit den Augen quasi plötzlich steckenblieben und auf eine Stelle starrten. In so einem Fall, so Shapiro, ist die Therapeutin angewiesen, mit anfänglich langsamen Horizontalbewegungen von Finger-Arm fortzufahren, damit sich die starrenden Augen der Klientin wieder fließend hin und her bewegen. Den Grund für dieses Hängenbleiben sieht man in EMDR darin, dass bei Klientinnen eine vorübergehende Dissoziation (= Gefühle, Bewusstsein, Gedächtnis und Motorik sind temporär nicht mehr im Einklang) oder eine Übererregung (Hyperarousal) eingetreten ist.

1.3.2 Brainspotting (BSP)

Der amerikanische Sozialarbeiter und Psychoanalytiker **David Grand** entwickelte 2004 nach jahrelanger Tätigkeit als EMDR-Trainer die Traumatherapiemethode **Brainspotting (= BSP)**, die als eine Weiterentwicklung von EMDR (Shapiro) zu verstehen ist.

Bei BSP finden Th. (= Therapeutin) und Kl. (= Klientin) gleichsam eine fixierte Augenposition, den Brainspot, welcher der Verarbeitung von Stress, Trauma usw. dient. Für das Aufrechterhalten dieser Augenposition verwendet man in BSP einen Teleskopzeigestab, den die Th. in Händen hält und auf dessen Zeigespitze der Blick einer Kl. bis zum Ende der Sitzung gerichtet bleibt.

Was mich beim Ansatz BSP beeindruckte, waren das kontinuierliche Beobachten und die geringen verbalen Interventionen während des Verarbeitungsprozesses.

In den nächsten Jahren beschäftigte ich mich in der klinischen Praxis näher mit Patientinnen, die unter dissoziativen Störungen oder unter chronischen Schmerzen litten.

2011 wurde ich von Grand zum Brainspotting Master Trainer in Österreich ernannt und lehrte im deutschsprachigen Raum einige Jahre lang mit dieser Methode. In den Jahren meiner Seminartätigkeit und in den Therapien mit Patientinnen bemerkte ich, dass sich die Augenpositionen von Klientinnen während der Sitzung änderten, wenn sie nicht zu fixen Augenpositionen angehalten wurden. Dies führte mich dazu, den **Zeigestab zur Augenfixierung** zunehmend wegzulassen. Dabei entdeckte ich, dass eine konstante Aufmerksamkeit der Th. auf sich verändernde Augenpositionen der Kl. wirksam ist und dass dies eine natürliche, genaue Technik der Traumaverarbeitung zu sein scheint. Wenn Menschen nachdenken, überlegen, rechnen oder nach einem Wort suchen, haben sie dafür jeweils eine beobachtbare Augenposition. Man bezeichnet dieses Phänomen auch als „ins Leere schauen“, ohne dass es einem bewusst ist. Anders gesagt rufen wir beim Sprechen, Denken usw. laufend Gedächtnisspeicher im Gehirn mittels solcher „leeren“ Blicke auf. Als Beobachterinnen können wir genau unterscheiden, ob jemand etwas genau betrachtet (akkomodiert) oder einfach nur nachdenkt und ins Leere starrt. Die Forschungen von Jonathan Smallwood (2006) ergaben, dass wir bis zu 20 % des Tages für kurze Momente ins Leere starren.

Mit Erstaunen stellte ich in Hunderten von Therapiesitzungen fest, dass Klientinnen selbst gefundene, natürliche Augenpositionen (Augenfokusse) während einer ganzen Sitzung insbesondere dann aufrechterhielten, wenn ich ihre Augenpositionen bloß aufmerksam registrierte, ohne aber die Kl. darauf aufmerksam zu machen. Jedes Mal, wenn ich mich innerlich darauf einstellte, den unbewussten Augenpositionen einer Klientin zu folgen, während sie ihr Trauma gerade bearbeitete oder davon erzählte, kam es über unwillkürliche Augenfokusse zu einer beobachtbaren, tiefen Regulation im Körperbereich bis zur vollständigen Auflösung eines Traumas am Ende der Sitzung.

1.3.3 Polyvagaltheorie

Das eingehende Studium der neurophysiologischen **Polyvagaltheorie** des amerikanischen Neurowissenschaftlers **Stephen Porges** (2010) brachte mich zu der Erkenntnis, dass man sein bekanntes physiologisches Paradigma der Kreisläufe von Sympathikus und Parasympathikus in der Psychotherapie sehr gut nutzen kann. Daher wird diese Theorie an dieser Stelle kurz beschrieben.

In der **Polyvagaltheorie** werden im autonomen oder peripheren Nervensystem zwei voneinander unabhängige Zweige des Vagusnervs (= zehnter Hirnnerv) unterschieden. Dies dient dazu, die Beziehung zwischen viszeralen

(= die Eingeweide betreffenden) Reaktionen durch Erlebnisse und der parasympathischen Kontrolle des Vagusnervs von Herz, Lunge und Verdauungstrakt zu identifizieren.

Porges nennt seine Erkenntnis der Schaltkreise von den Vaguszweigen und des sympathischen Nervensystems „Neurozeption". Bis dahin ist man davon ausgegangen, dass der Mensch nur zwei Schaltkreise besitzt: den Sympathikus und den Parasympathikus.

Nach einer Begegnung mit Porges im Jahr 2017 war ich darin bestärkt, eine kontrollierende beruhigende Atemtechnik in der Traumafokus-Therapie einzusetzen, da die Ausatmung unmittelbar mit einer Stimulation des beruhigenden Vagus gekoppelt ist. Porges beschreibt in seinen beiden Büchern (2010, 2017), wie unsere Atmung sowohl das zentrale als auch das autonome Nervensystem beeinflusst. Der Zusammenhang zwischen bewusst-kontrollierter Atmung und einer spürbaren Beruhigung im Körper wird ausführlicher in Kap. 4.4 dargestellt (s. S. 49).

1.3.4 Interaktionen rechter Gehirnhemisphären

Eine andere Begegnung hatte ich vor Jahren mit dem amerikanischen Neurowissenschaftler **Allan Schore** bei einem Kongress in Rom zum Thema „Attachment and Trauma". Seine Erkenntnisse zur Bindungs- und Hirnforschung beeinflussen seither meine therapeutische Arbeit mit Traumafokus. Schore publizierte zu Beginn des 21. Jahrhunderts zahlreiche wissenschaftliche Artikel über die **Interaktion der jeweils rechten Gehirnhemisphäre** (= Areal des Unterbewusstseins) zwischen Mutter und Baby (engl. „right-brain to right-brain"). Später erforschte er die psychotherapeutischen Interaktionsmuster zwischen rechter Hirnhemisphäre der Therapeutin und rechter Hemisphäre der Klientin.

In seinem Vortrag in Rom zeigte Schore in eindrucksvoller Weise in Hirnscans die nahezu überlappende Übereinstimmung der feuernden Netzwerke der jeweiligen rechten (unbewussten) Hemisphären während einer psychotherapeutischen Sitzung. Die beobachtende und einfühlend-annehmende Haltung einer Therapeutin gegenüber ihrer Klientin wirkt direkt und unmittelbar regulierend auf die rechtshemisphärische Hirnaktivität der Klientin ein, ohne dass es den Beteiligten bewusst ist. In Kap. 4.3 wird auf die Zusammenhänge der rechtshemisphärischen Interaktion zwischen Th. und Kl. ausführlich eingegangen.

Die Art und Weise der therapeutischen Aufmerksamkeitsfokussierung steuert den Prozessverlauf in jeder Psychotherapiesitzung. Paul Russel (1998, S. 19) drückt es pointiert folgendermaßen aus: „Die wichtigste Quelle eines Widerstands während des Behandlungsprozesses ist der Widerstand der Therapeutin gegenüber dem, was die Patientin fühlt" (dt. Übers. des Autors).

Schore hat mit seinen Forschungen wesentliche Erkenntnisse in der Psychotherapie gewonnen. Diese werden in der Traumafokus-Methode durch das sogenannte „limbische" Sprechen und Wahrnehmen therapeutisch erfolgreich genutzt (siehe Kap. 4 „Die therapeutische Grundhaltung in Traumafokus").

1.3.5 Grundprinzip von Traumafokus: Felt Sense

Ein bedeutendes Grundprinzip von Traumafokus liegt in einer **aufmerksamkeitsfokussierten, beobachtenden therapeutischen Grundhaltung** in Bezug auf den Kontext einer Klientin, ihre Augenposition und Atmung. Wir können beobachten, wie sich die Körperphysiologie der Kl. verändert, wenn Stress wahrnehmbar wird, wenn Gefühle von Angst aufkommen oder plötzlich eine körperliche Gefühllosigkeit (somatische Dissoziation) entsteht. In einem solchen Moment verändert sich ein ruhiger Atemrhythmus zu einer stockenden, flachen oder unruhigen Atmung (Weiteres siehe unter Kap. 4.4 ab S. 49).

Stetig beobachten wir in Traumafokus die Augenposition bzw. die sich verändernden Augenpositionen unserer Klientinnen. Der Fokus während der Trauma- oder Schmerzverarbeitung liegt auf der **Verortung von Stress oder Schmerz im Körper**, auch „Felt Sense" genannt.

Felt Sense
Der Begriff „Felt Sense" geht zurück auf Eugene T. Gendlin im Jahre 1978 (vgl. Gendlin, 1998). Wir verwenden in Traumafokus den „Felt Sense" als Verortung von Gefühlen, Stresserfahrungen, biografischen Erinnerungen und Sinneswahrnehmungen im Körper. Mit einer einfachen Frage, beispielsweise „Wo im Körper spüren Sie das?", aktivieren wir bei einer Klientin den „Felt Sense", welcher im Gehirn neuronale Netzwerke in Gang setzt, die einen durch die Th. ausgelösten Verarbeitungsprozess möglich machen. Mit diesem Zugang können verdrängte, unbewusste Traumainhalte in schonender Weise bearbeitbar gemacht werden.

Therapeutische Grundkenntnisse einer staatlich anerkannten Psychotherapiemethode sowie eine Lehrtherapie sind unerlässlich, um Menschen mit schweren körperlichen und seelischen Leidenszuständen erfolgreich behandeln zu können. Wir legen großen Wert darauf, dass in unseren Weiterbildungsseminaren ausschließlich traumapsychotherapeutisch ausgebildete Kolleginnen zugelassen werden, um die Effektstärke der Methode zu gewährleisten. Letztlich schützt eine solide Grundausbildung Therapeutinnen vor einem Burn-out und Klientinnen vor Kurpfuschern. Ein wachsender Bestandteil von Traumafokus ist der Zugang zu jenen Personen geworden, die unter Traumata, chronischem Stress, akuten Schmerzzuständen und chronischen Schmerzerkrankungen leiden.

2 Die Methode Traumafokus

2.1 Traumafokus

Traumafokus® (TF) ist eine moderne psychotherapeutische Methode zur Behandlung von psychischen Traumata, Stresserkrankungen, psychosomatischen und chronischen Schmerzerkrankungen; Letztere werden ausschließlich mit der erweiterten Methode Schmerzfokus® behandelt. Die Methode zielt auf eine **Neuregulation von Stress und Schmerz in Körper und Gehirn**. Traumafokus ist eine tiefenpsychologisch fundierte Methode, die der Verarbeitung von traumatischem, psychischem, körperlichem und sozialem Stress dient. TF eignet sich in der Anwendung für Erwachsene ebenso wie für Kinder und Jugendliche inklusive des elterlichen Umfeldes.

Mit der Schmerzfokus-Methode ist es möglich, akute und chronische Schmerzerkrankungen psychotherapeutisch erfolgreich und nachhaltig zu behandeln.

Die beiden Behandlungsmethoden sind darauf ausgerichtet, eine unmittelbare neuronale Verarbeitung von chronischen Stressbelastungen in Gehirn und Körper zu erzeugen, ohne dass bewusste Erinnerungen vorhanden sein müssen. Das bedeutet, dass sowohl belastende Erfahrungen im Säuglingsalter und in der frühen Kindheit wie auch sensorische prä-, peri- und postnatale Stresserlebnisse, die in Gehirn und Körper gespeichert und abrufbar sind, mit Traumafokus beziehungsweise Schmerzfokus verarbeitet und aufgelöst werden können.

Im Rahmen einer therapeutischen Sitzung findet eine Stressregulation im Gehirn und in Teilen des Körpers statt. Dabei werden im Gehirn neue neuronale Netzwerke gebildet, die eine nachhaltige Auflösung von Symptomen bewirken. Am Ende einer erfolgten Sitzung verwenden wir in Traumafokus den sogenannten **Entwicklungsfokus**, um eine nachhaltige Verbesserung der Symptome erzielen zu können (siehe Kap. 6.5).

2.2 Wirkungsweise von Traumafokus (TF)

Traumafokus ist eine **schonende Methode ohne Traumaexposition** (= ohne, dass die Kl. schrecklichsten Bildern, Gefühlen und Schmerzen ausgesetzt werden) – sowohl für Klientinnen als auch für Therapeutinnen. Während einer TF-Sitzung werden im Gehirn einer Klientin, die sich in einem dysregulierten, stark erregten Stresszustand befindet, Regulationsprozesse in Gang gesetzt, die eine spürbare Beruhigung zur Folge haben. Dieser Regulationsprozess läuft nicht kontinuierlich ab, sondern ist wellenförmig abnehmend. Es bilden sich neue

Kreisläufe und Vernetzungen im Nervensystem. Diese neu gebildeten neuronalen Verbindungen nehmen Klientinnen körperlich bewusst wahr, d.h., ein verarbeiteter Felt Sense wird als angenehm wahrgenommen.

Zur subjektiven **Messung einer Stressaktivierung** kann man die 11-stufige SUD-Skala nach Wolpe (1969; engl. „Subjective Units of Distress Scala") verwenden. Diese Skala reicht von 0 (= kein Stress) bis 10 (= maximaler Stress). Es hat sich in der Folge vieler Erfahrungen mit Traumafokus jedoch herausgestellt, dass die Verwendung einer analogen fließenden Farbenskala mit den Farben grün – gelb – orange – rot einfacher in der Handhabung und wirksamer im Ergebnis ist. Sie hat gegenüber der numerischen Skala den Vorteil, die Intuition der rechten Gehirnhemisphäre anzusprechen, was gerade bei der Traumaverarbeitung vorteilhafter ist.

Im Traumafokus ist die Wahrscheinlichkeit einer Retraumatisierung von Klientinnen deutlich geringer als bei früheren Techniken. Es wird darauf geachtet, dass die Kl. ihren Gegenwartsbezug während der gesamten Sitzung aufrechterhält. Dies geschieht mit einer bewusst kontrollierten, langsamen Atmung sowie mit einem sogenannten multimodal-bilateralen Grounding (siehe auch Kap. 4.4 ab S. 49 bzw. Kap. 7.2 ab S. 87).

Klientinnen werden nicht aufgefordert, sich ihrem belastenden Trauma zu stellen oder sich direkt mit ihm zu konfrontieren, vielmehr lassen wir sie auf dem körperbezogenen Felt Sense verweilen.

Beispiel: kontrollierte Atmung

Während die Kl. über etwas Belastendes spricht, beobachtet die Th. die Augenpositionen und Affekte, die dabei auftreten. Ebenso wird das Atemmuster der Kl. von der Th. registriert und die Kl. bei stark auftretendem Stress dazu angeregt, bewusst langsam einzuatmen und länger langsam auszuatmen sowie in einer sich freundlich zugewandten Haltung ruhig einzuatmen. Nach weniger als einer Minute kann die Kl. ihren eigenen Stress besser kontrollieren und regulieren; der Gegenwartsbezug der Kl. erhöht sich dadurch automatisch. Die Th. erkundigt sich, wo im Körper die Kl. den eben aufgetretenen Stress, z.B. das Angstgefühl im Körper, spürt (Felt Sense). Nachdem die Kl. die Körperstelle angezeigt hat und in der kontrollierten bewussten Atmung bleibt, kann die Th. fortfahren, beispielsweise so:

Th.: Lassen Sie nun einfach auftauchen, was auftaucht – sei es, dass sich der Felt Sense verändert ... [Pause] oder dass Emotionen auftauchen können ... [Pause] oder dass Erinnerungen oder Bilder auftauchen. Erlauben

> Sie sich: Was immer geschieht, kann geschehen, während Sie freundlich, ruhig und langsam atmen.
>
> So könnte beispielsweise der Einstieg in die Verarbeitung mit Traumafokus ablaufen.

Der therapeutische Prozess findet mithilfe von ein bis zwei häufig beobachteten Augenpositionen und verschiedenen, in diesem Buch beschriebenen Zugangstechniken auf Körper- und Emotionsebene statt, wodurch ein schonender Verarbeitungsprozess gewährleistet ist.

Es ist beobachtbar, wie sich Klientinnen am Ende einer solchen Therapiesitzung deutlich erleichtert fühlen und manchmal über die spürbaren körperlich-seelischen Veränderungen ihres Zustandes verblüfft sind. Es ist wichtig, diesen Kl. am Ende solcher Sitzungen ausreichend Zeit zu geben, den **Effekt der Stressauflösung** erst einmal **zu realisieren**.

Um eine Nachhaltigkeit des Therapieeffektes zu erzeugen, verwenden wir im Traumafokus ein **Nachhaltigkeitstraining**, welches die Kl. zu Hause fortsetzen können (siehe Kap. 6.5 ab S. 78).

Durch die Traumafokus-Methode ist der Empathie-Stress oder die sogenannte indirekte Traumatisierungsgefahr für Th. deutlich geringer als bei konfrontierenden Traumatherapie-Methoden, bei denen Th. die Prozesse explizit bzw. aktiv steuern. Einerseits erlernen Therapeutinnen in den Traumafokus-Seminaren spezifische Ressourcentechniken, die während der Therapie bei Bedarf zur Anwendung kommen. Die TF-Therapeutin fördert andererseits den somatopsychischen Traumafokus-Prozess durch eine beobachtende, aufmerksame Grundhaltung. Diese Vorgehensweise erfordert eine ausgeprägte, in Seminaren erlernte Aufmerksamkeitsfokussierung (= Schulung der therapeutischen Wahrnehmung und des limbischen Sprechens; siehe auch unter Kap. 4.5 ab S. 53; auf die therapeutische Grundhaltung der TF-Therapeutin wird in Kap. 4 ab S. 43 näher eingegangen).

2.3 Zum Konzept und Vorgehen in Traumafokus

> Traumafokus kann als ein neuartiges, neuropsychotherapeutisches **Traumatherapie-Verfahren** verstanden werden, das nicht nur bei traumatischen Erfahrungen, sondern auch bei anderen psychischen Erkrankungen Anwendung findet. Es ist eine tiefenpsychologische, körperorientierte Psychotherapie-Methode zur direkten Verarbeitung von akuten und chronifizierten traumatischen Belastungen, die im Unterbewusstsein gespeichert sind.

Der Ansatz geht davon aus, dass therapierelevante physiologische und emotionale Erinnerungen mit Augenpositionen korrespondieren und über das Gesichtsfeld zielgerichtet aktiviert werden können. Während unverarbeitete und im impliziten Gedächtnis verborgene Erfahrungen über eine entsprechende Augenposition, den sogenannten unwillkürlichen **Augenfokus**, aktiviert werden, lassen sie sich damit vollständig verarbeiten.

Traumafokus nutzt **zwei Wirkmechanismen**:

- **die Aktivierung impliziter Gedächtnisinhalte**
- **eine fokussierte Achtsamkeit während des gesamten therapeutischen Prozesses**

Das Vorgehen in Traumafokus basiert auf mehrschichtigen therapeutischen Verbindungsebenen: Neben der a) limbischen Verbindung von Therapeutin und Klientin (gegenseitige Interaktion von rechtem zu rechtem Gehirn) betrifft es b) die Selbstregulation mithilfe von Augenfokussen der Kl. (s. Kap. 8.1) und c) das genaue und achtsame Beobachten der Atmung der Klientin.

Wichtig dabei ist, eine therapeutische Haltung ohne Hypothesen, Vermutungen, Interpretationen usw. einfließen zu lassen. Eine implizite Haltung wirkt sich erfahrungsgemäß besser und zielgerichteter auf den Verarbeitungsprozess aus.

Th. wissen nie, was als Nächstes bei der Kl. geschieht oder auftaucht; sie schaffen lediglich die Bedingungen für eine empathisch-wertschätzende therapeutische Beziehung, durch die unbewusst gespeicherte Traumainhalte einer Kl. eigene Wege nehmen, die in Abhängigkeit von Zeit und Raum zur vollständigen Auflösung und Integration in absehbarer Zeit führen. Dieselben Prinzipien gelten auch bei chronischen Schmerzzuständen.

Durch das Nutzen des Gesichtsfeldes können wir einerseits erkennen, wo traumatische Erfahrungen eingekapselt sind, andererseits auch, wo die Stärken und Lebenskräfte einer Kl. zu finden sind. Das Ziel der Methode ist es, eine vollständige Auflösung blockierter Erregung im Gehirn und im Körper von Klientinnen zu erreichen.

Traumafokus ist ein offenes und umfassendes traumapsychotherapeutisches Modell. Es lässt sich gut mit anderen psychotherapeutischen Methoden verbinden und erweitern.

2.4 Indikation und Kontraindikation

Um Indikationen sowie Kontraindikationen bei Traumafokus klar abzugrenzen, wurden die nachfolgenden Definitionen auszugsweise aus dem Diagnostischen und Statistischen Manual Psychischer Störungen (DSM-V) und der 10. Revision der Internationalen Statistischen Klassifikation von Krankheiten und verwandten Gesundheitsproblemen (ICD-10) entnommen.

Zu den Kontraindikationen ist anzumerken, dass hinsichtlich der dort angeführten Diagnosen besondere Expertinnenkenntnisse erforderlich sind. Sie stellen daher keine grundsätzlichen Ausschlusskriterien von der Traumafokus-Psychotherapie dar.

2.4.1 Indikation

Traumafokus findet Verwendung bei folgenden psychischen Störungen:

- Akute Belastungsreaktion (F 43.0)
- Posttraumatische Belastungsstörung (F 43.1)
- Komplexe Posttraumatische Belastungsstörung (wird in DSM-VI aufgenommen werden)
- Andauernde Persönlichkeitsänderung nach Extrembelastung (F 62.0)
- Phobische Störungen und Angststörungen (F 40, F 41)
- Zwangsstörungen (F 42)
- Reaktive Depressionen, depressive Episoden (F 32)
- Somatoforme Störungen (F 45)

Somatisierungsstörungen

Im Folgenden wird näher auf die Somatisierungsstörungen eingegangen, die häufig mit Schmerz oder unspezifischen Schmerzsyndromen verbunden und somatisch nicht begründbar sind. Sie sind mit dem Schmerzfokus-Ansatz gut behandelbar.

Hauptmerkmal der **Somatisierungsstörung** „sind multiple, wiederholt auftretende und häufig wechselnde körperliche Symptome, die wenigstens zwei Jahre bestehen. [...] Die Symptome können sich auf jeden Körperteil oder jedes System des Körpers beziehen" (Dilling & Freyberger, 2001, S. 176). Hierunter fallen die folgenden Störungen:

- **Somatoforme autonome Funktionsstörung (F 45.3)**
  Bei der somatoformen autonomen Funktionsstörung gibt es störende Symptome der vegetativen Stimulation (wie Herzklopfen, Zittern, Schwitzen, Erröten) sowie Beschwerdesymptome eines bestimmten Organs (Herz und

Kreislauf, oberes oder unteres Verdauungssystem, Atmung, Urogenitalsystem). Die Betroffenen beschäftigen sich intensiv und selbstquälerisch mit ihrer Angst vor schwerwiegender Erkrankung und suchen häufig erfolglos verschiedene Ärztinnen auf.

- **Anhaltende Schmerzstörung (F 45.4)**
  Eine weitere Form ist die anhaltende Schmerzstörung (F 45.4), wobei die vorherrschende Beschwerde ein andauernder, schwerer und quälender Schmerz ist, der durch einen physiologischen Prozess oder eine körperliche Störung nicht vollständig erklärt werden kann. Der Schmerz tritt in Verbindung mit emotionalen Konflikten oder psychosozialen Problemen auf.

Werden diese Somatisierungsstörungen chronisch, so kommt es zu einer

- **Persönlichkeitsänderung bei chronischem Schmerzsyndrom (F 62.80)**
  Anlass der Hauptbehandlung ist ein chronisches Schmerzsyndrom, bei dem der Schmerz seine Leit- und Warnfunktion verloren und einen selbstständigen Krankheitswert erlangt hat, bei dem alle Bewältigungsversuche trotz Unterstützung durch Therapeutinnen misslungen sind und das neben körperlichen Folgeerscheinungen zusätzlich therapiebedürftige psychische und soziale Beeinträchtigungen induziert hat. Das Schmerzkrankheitsbild weist eine hohe Komplexität auf, wobei sich körperliche, psychische und soziale Beeinträchtigungen wechselseitig bedingen, unterhalten oder verstärken.
  Merkmale dieser Beeinträchtigung können sein:
  - **Somatische Merkmale und Befunde**: verminderte körperliche Leistungsfähigkeit infolge schmerzbedingter Verhaltensänderung (Dekonditionierungssyndrom), erhöhte physische Reagibilität und/oder Hinweise auf neuroplastische Veränderungen.
  - **Psychische Merkmale und Befunde**: inadäquates Krankheitsverhalten, beispielsweise Schonverhalten oder Durchhaltestrategien, Medikamentenmissbrauch; kognitive Verarbeitungsmuster, die mit einem erhöhten Chronifizierungsrisiko verbunden sind, wie Katastrophisieren, Bagatellisieren, Hilflosigkeit, Veränderung der seelischen Befindlichkeit mit anderweitig nicht erklärter depressiver und/oder ängstlicher Affektstörung, Affektlabilität, erhöhter Reizbarkeit und schmerzbezogener Hypervigilanz.
  - **Psychosoziale Merkmale und Befunde**: schmerzbedingt gehäufte Zeiten einer Arbeitsunfähigkeit oder gravierender Beeinträchtigung in Alltagsaktivitäten, häufige Inanspruchnahme des Gesundheitssystems, Einschränkung sozialer Aktivitäten oder Konflikte im sozialen Umfeld als Folge der schmerzbedingten Beeinträchtigung.

Traumafokus (TF) bzw. Schmerzfokus (SF) eignet sich insbesondere bei Kl. mit Persönlichkeitsänderung bei chronischem Schmerzsyndrom; sie werden von überforderten, hilflosen Expertinnen nicht selten als „Simulantinnen" angesehen. Um eine erfolgreiche Behandlung durchführen zu können, benötigt man bei diesen Kl. ein bio-psycho-soziales Verständnis von Schmerz (siehe Kap. 9.1.1 auf S. 117). Mit SF können körperliche Beschwerden neuropsychotherapeutisch verarbeitet werden – bis hin zu einer nachhaltigen Symptomauflösung. Entscheidend dabei ist die Entwicklung körpereigener Ressourcen und Lebensperspektiven. (Näheres zur Schmerztherapie mit Schmerzfokus siehe in Kap. 9 ab S. 116.)

- **Akute (R 52.0) und chronische Schmerzerkrankungen (R 52.2)**
  Akute Schmerzen sind von kurzzeitiger Dauer (einige Wochen bis wenige Monate). Sie gehen nach einer Gewebeverletzung häufig mit akuter Schwellung und starken Schmerzen einher. Bluterguss und Entzündung haben die schützende Funktion, den verletzten Körperteil ruhigzustellen. Die schmerzbedingte Bewegungseinschränkung beispielsweise nach einem Sturz dient der Heilung des Gewebes.
  Bei akuten Schmerzen (nach Unfällen oder Operationen) benötigen wir mit der Schmerzfokus-Therapie nur wenige Sitzungen, um bei der Kl. eine nachhaltige Schmerzfreiheit zu erreichen. Besonders gute Erfahrungen gibt es bei postoperativen Schmerzzuständen und Schwellungen wie etwa nach Gelenksoperationen (Schulter-, Hand-, Knie-, Hüft- und Fußgelenk). Nachschmerzen bleiben aus, wenn die Therapiesitzung kurze Zeit nach einer Operation erfolgt. Die SF-Schmerzpsychotherapie zeigt sich als äußerst effizient und wirksam in der Nachhaltigkeit, eine medikamentöse Standardtherapie ist dann meist nicht mehr notwendig.
- Eine **chronische Schmerzstörung (F 45.41) mit somatischen und psychischen Faktoren** führt zu einer großen seelischen Belastung, die Schmerzen werden für die Patientinnen zermürbend, sie rauben ihnen Lebensqualität und Lebensfreude.
  Im Vordergrund des klinischen Bildes stehen seit mindestens sechs Monaten bestehende Schmerzen in einer oder mehreren anatomischen Regionen, die ihren Ausgangspunkt in einem physiologischen Prozess oder einer körperlichen Störung haben. Psychischen Faktoren wird eine wichtige Rolle für Schweregrad, Exazerbation (Verschlechterung) oder Aufrechterhaltung der Schmerzen beigemessen, jedoch nicht die ursächliche Rolle für deren Beginn. Der Schmerz verursacht in klinisch bedeutsamer Weise Leiden und Beeinträchtigungen in sozialen, beruflichen oder anderen wichtigen Funktionsbereichen. Er wird nicht absichtlich erzeugt oder vorgetäuscht (wie bei der vorgetäuschten Störung oder Simulation). Schmerzstörungen insbeson-

dere im Zusammenhang mit einer affektiven, Angst-, Somatisierungs- oder psychotischen Störung sollen hierbei nicht berücksichtigt werden.
In der internationalen Fachwelt wird chronischer Schmerz weitgehend als noch nicht nachhaltig heilbar angesehen. Dies betrifft insbesondere

- **Schmerzen am Kopf** (Spannungskopfschmerz G 44.2),
- **Schmerzen am Rücken/an der Wirbelsäule** (M 54.9),
- **Schmerzen an Gelenken** (M 25.59) und
- **Schmerzen an Bauchorganen: Reizdarmsyndrom** (K 58) (lat. „Colon irritabile") sowie das
- **Fibromyalgie-Syndrom** (M 79.70), auch bekannt als Ganzkörperschmerz.

Bei Menschen, die unter anhaltenden chronischen Schmerzen leiden, ihre Berufstätigkeit verlieren und in der Folge eine Invalidität beantragen müssen, wird der Schmerz zum zentralen Lebensthema. **Rückenschmerzen** scheinen insbesondere in Industriestaaten weltweit zur **Volkskrankheit Nummer eins** zu werden. In Europa leiden laut Statista (aktuellste verfügbare Daten aus 2010) über die Hälfte (55 %) der chronischen Schmerzpatientinnen unter Rückenschmerzen.

Dissoziative Störungen

Bei der Diagnosegruppe der **dissoziativen Störungen** besteht das allgemeine Kennzeichen „in teilweisem oder völligem Verlust der normalen Integration der Erinnerung an die Vergangenheit, des Identitätsbewusstseins, der Wahrnehmung unmittelbarer Empfindungen sowie der Kontrolle von Körperbewegungen" (Dilling & Freyberger, 2001, S. 167).

Dissoziative Störungen sind wie folgt definiert (F 44 nach ICD-10, 300.xx nach DSM-V, auszugsweise zitiert):

Die Störung kann plötzlich oder allmählich auftreten und sowohl vorübergehend als auch chronisch verlaufen.

Es besteht eine zeitliche Verbindung zu traumatisierenden Ereignissen, unlösbaren oder unerträglichen Konflikten oder gestörten Beziehungen. Die dissoziativen Zustände tendieren dazu, nach einigen Wochen oder Monaten zurückzugehen, vor allem wenn sie durch ein traumatisierendes Lebensereignis ausgelöst wurden. Chronische Zustände, besonders Lähmungen und Gefühlsstörungen, entwickeln sich manchmal schleichend, vor allem wenn sie mit unlösbaren Problemen oder interpersonellen Schwierigkeiten verbunden sind. Bestehen dissoziative Zustände bereits über ein bis zwei Jahre, sind sie oft therapieresistent.

Zu den dissoziativen Störungen gehören:

- Dissoziative Amnesie (F 44.0; 300.12)
- Dissoziative Fugue (F 44.1; 300.13)
- Depersonalisationsstörung (F 48.1; 300.6)
- Dissoziative Identitätsstörung (Kurzform DIS) (F 44.81; 300.14)
- Nicht näher bezeichnete dissoziative Störung (Kurzform DDNOS) (F 44.9; 300.15)
- Dissoziative Bewegungsstörungen (F 44.4)
- Dissoziative Sensibilitäts- und Empfindungsstörungen (F 44.6)

2.4.2 Kontraindikation

Die Behandlung folgender Störungsbilder kann nur von fachlich ausgebildeten Traumatherapeutinnen mit speziellen Kenntnissen durchgeführt werden:

- Akute schizophrene Erkrankungen und schizoaffektive Störungen (F 20, F 25 nach ICD-10)
- Hirnorganische Erkrankungen mit starker kognitiver Beeinträchtigung wie Alzheimer-Demenz und andere Demenz-Krankheiten (F 00 und F 02 nach ICD-10)
- Mittelgradige bis schwere Intelligenzminderung (F 71–73)
- Extrem geringe körperliche Belastbarkeit bei schwerer Neurasthenie (F 48.0) sowie bei Depersonalisations- und Derealisationssyndrom (F 48.1)
- Traumatherapie bei Kriegssoldaten/Veteranen; Kriegsneurose (K-PTBS in Arbeit für ICD-11)
- Dissoziative Identitätsstörung (DIS)/früher als Multiple Persönlichkeitsstörung bezeichnet (F 44.81)
- Emotional instabile Persönlichkeitsstörung: Borderline-Typ (F 60.31)

3 Grundlagen: Allgemeine Psychotraumatologie

Der Begriff **Trauma** stammt aus dem Griechischen (τραύμα) und bedeutet Verletzung. Ein psychisches Trauma ist demnach eine seelische Verletzung. Huber (2007) bezeichnet Trauma als eine entstandene Wunde. Zu den seelischen Verletzungen gehören beispielsweise auch häufige soziale Demütigungen, Mobbing, Verlust durch Verlassenwerden oder frühe häusliche Vernachlässigung; bei Extrembelastungen oder lebensbedrohlichen Situationen sind es Krieg, Folter, sexuelle Körperverletzung oder schwerer Unfall. Solche seelischen Verletzungen oder Traumata beeinträchtigen den Menschen in seiner biopsychosozialen und psychophysiologischen Einheit.

Psychische Verletzungen haben körperliche Auswirkungen – und körperliche Verletzungen können seelische Beeinträchtigungen und emotionalen Leidensdruck zur Folge haben.

3.1 Definition: Was ist ein psychisches Trauma?

Man kann den komplexen Begriff des Traumas aus verschiedenen Blickwinkeln betrachten. Einige Definitionen hierzu sollen ein breiteres Verständnis des psychischen Traumas vermitteln:

So beschreiben Gottfried Fischer und Peter Riedesser (2009, S. 84) in ihrem Standardwerk der **Psychotraumatologie** das Trauma „als ein vitales Diskrepanzerlebnis zwischen bedrohlichen Situationserfahrungen und den individuellen Bewältigungsmöglichkeiten, das mit Gefühlen von Hilflosigkeit und schutzloser Preisgabe einhergeht und so eine dauerhafte Erschütterung von Selbst- und Weltverständnis bewirkt".

Die Beständigkeit eines Traumas hängt von der Dauer des traumatischen Ereignisses sowie vom **Hilflosigkeits- und Auslieferungsgrad** eines Menschen ab. Ist die bedrohliche Situation massiv und sind die eigenen Coping-Strategien unzureichend, so fühlt sich die Betroffene hilflos und schutzlos ausgeliefert. Dauert dieser Zustand an, kann dies zu einem psychischen Trauma führen.

Bessel van der Kolk (2000) beschreibt das **Trauma als ein schwarzes Loch**: „Trotz der menschlichen Fähigkeit zu überleben und sich anzupassen, können traumatische Erlebnisse das psychische, physiologische und soziale Gleichgewicht eines Menschen in solchem Maße verändern, dass die Erinnerung an ein bestimmtes Ereignis alle anderen Erfahrungen überschattet und die Gegenwart stark beeinträchtigt. Diese Tyrannei der Vergangenheit stört die Fähigkeit, sich auf neue wie auch auf vertraute Situationen zu konzentrieren." (ebd., S. 27).

Der amerikanische Psychiater Erich Lindemann beschrieb 1944 ein Trauma als einen plötzlich auftretenden, unkontrollierbaren **Zusammenbruch eines Bindungskontakts** (eigene Übersetzung aus dem Engl.). Was ein psychisches Trauma besonders kennzeichnet, ist das Phänomen, dass es in zeitlich unvorhersehbaren Abfolgen zu Stressreaktionen kommt, die Ähnlichkeiten mit einem oder mehreren traumatischen Erlebnissen haben. Das Lebensalter eines Opfers, die prädisponierende Persönlichkeit sowie der Grad des sozialen Eingebettetseins spielen eine entscheidende Rolle dabei, wie ausgeprägt und stark die Belastung nach einem erlittenen psychischen Trauma das Leben beeinträchtigt. In Kap. 3.4 wird auf die Posttraumatische Belastungsstörung (PTBS), eine der häufigsten Traumafolgestörungen, näher eingegangen (s. S. 41).

Eine häufig zitierte Definition stammt von der deutschen Psychologin und Traumaexpertin Michaela Huber (2007), die meint, dass der „Ausgangspunkt tatsächliche, extrem stressreiche äußere Ereignisse sind, welche eine Dynamik in Gang bringen können, die das Gehirn buchstäblich in die Klemme bringt" (dies., S. 38). Die Klemme nennt Huber die „**Traumatische Zange**" (ebd.). Sie beschreibt das hierarchisch arbeitende Nervensystem (top-down), symbolisiert durch die traumatische Zange, als eine Zuspitzung in mehreren Stufen:

1. Ein äußeres stressreiches Ereignis führt zu einer
2. Überflutung des Gehirns mit aversiven Reizen.
3. Wenn der Mensch nicht mehr davor fliehen kann oder nicht dagegen ankämpfen kann, ist die
4. Konsequenz: Erstarren und Fragmentierung im Sinne einer Lähmungsreaktion, auch als Totstellreflex bezeichnet.

3.2 Das 5-Phasen-Modell der normalen oder traumatischen Reaktion auf eine traumatische Erfahrung

Eine **traumatische Reaktion** kann man mit einer Immunreaktion beim Menschen vergleichen. Es handelt sich um eine **komplexe Abwehrreaktion**, die dazu dient, ein sehr bedrohliches, nicht verdaubares Ereignis optimal zu überstehen. Das bereits in die Jahre gekommene 5-Phasen-Modell (1986) des US-amerikanischen Psychiaters Mardi Horowitz scheint nach wie vor eine geeignete Darstellung zu sein, um den komplexen Ablauf einer Traumaerfahrung in verschiedenen Phasen leichter zu verstehen.

I. Die peri-traumatische Expositionsphase

Die normale Stressantwort auf eine bedrohliche Situation besteht aus: Aufschrei, Angst, Trauer und Wut. Der pathologische Erlebniszustand hingegen ist gekennzeichnet durch eine **Überflutung von überwältigenden Eindrücken**. Die betroffene Person wird von der eigenen unmittelbaren emotionalen Reaktion überschwemmt. Sie kann sich noch über lange Zeit in einem Zustand von Panik oder Erschöpfung befinden, entstanden durch die eskalierenden emotionalen Reaktionen im Körper.

II. Die Verleugnungsphase

Die Betroffenen wehren sich normalerweise in den nächsten Tagen bis Wochen gegen die Erinnerungen an die traumatische Situation; sie versuchen, diesen auszuweichen. Die pathologische Variante bedeutet hingegen: extremes **Vermeidungsverhalten, Rückzug**; evtl. Missbrauch von Medikamenten, Alkohol oder Drogen, um den seelischen Schmerz zu betäuben, im Sinne einer Abstumpfung, um diesen nicht wieder spüren zu müssen.

III. Die Intrusionsphase

Im Normalfall tauchen nach dem traumatischen Erlebnis unwillkürliche Bilder oder Erinnerungen dazu auf. Im pathologischen Fall sind diese sehr bedrohlich: Es kommt zu plötzlichen **Flashbacks** von angstauslösenden Bildern (z.B. Pistole, Blut), negativen Hörerlebnissen (z.B. Knall beim Autounfall) oder Ekel erregenden Geruchsempfindungen (z.B. fauliger Geruch in der traumatischen Situation). Die Flashbacks können bei Chronifizierung zu einer PTBS (Posttraumatischen Belastungsstörung) führen.

IV. Phase des Durcharbeitens

Normalerweise ist die Betroffene nach einer gewissen Zeit fähig, sich mit den traumatischen Ereignissen und der eigenen persönlichen Reaktion auseinanderzusetzen, z.B. in einer **Trauma-Psychotherapie**. Durch das Durch- und Aufarbeiten und das Einordnen der belastenden Erfahrungen gewinnt die Klientin ihre **Coping-Strategien** zurück. In der pathologischen Variante hingegen kommt es zu psychosomatischen Symptomen wie beispielsweise einer emotionalen Erstarrung oder emotional bedingter körperlicher Taubheit („numbing“).

V. Relative Abschlussphase

Die Betroffene hat nun die Möglichkeit, sich an das auslösende Ereignis in seinen wichtigsten Bestandteilen zu erinnern, die Erfahrung somit zu **verarbeiten und abzuschließen**. Sie muss nicht mehr plötzlich und unkontrolliert an die traumatische Situation denken. Sie erfährt damit wieder ihre Selbstkontrolle und Identität.

3.3 Flucht, Kampf und Erstarrung – drei Reaktionsmuster des autonomen Nervensystems auf Gefahr oder Lebensgefahr

Die drei Reaktionsantworten des autonomen Nervensystems – Flucht, Kampf, Erstarrung – sind zu verstehen als akute, unwillkürliche Stressreaktionen auf ein bedrohendes oder lebensbedrohendes Ereignis.

Die in der Traumatherapie gebräuchliche englische Bezeichnung „fight, flight and freeze reaction“ stammt von Walter Bradford Cannon (1932). Das Nervensystem vom Wirbeltier bis zum Menschen ist im Sinne der Homöostase darauf ausgerichtet, einen Zustand des Sich-sicher-Fühlens herzustellen.

Wenn es **Gefahr** wittert, schaltet das autonome Nervensystem blitzschnell um in den Modus „der Gefahr entrinnen“, was im Normalfall eine **Fluchtreaktion** mit Angst auslöst.

In Gehirn und Körper wird dabei eine Kaskade von Botenstoffen abgegeben, die eine Stressreaktion in Form von erhöhtem Herzschlag, beschleunigter Atmung und erhöhtem Blutdruck auslösen. Dies geschieht beispielsweise, wenn ein Haus in Brand gerät und die Menschen versuchen, vor den Flammen zu fliehen (engl. „flight“) und aus dem Fenster springen, um sich in Sicherheit zu bringen. Flucht ist quasi die erste Ebene einer Stressantwort bei Gefahr.

Ist diese Reaktion nicht erfolgreich oder unmöglich, schaltet unser Nervensystem auf **Kampf und Angriff** mit Wut um. Dies geschieht beispielsweise, wenn eine ältere Frau bemerkt, dass ihr ein Dieb die Handtasche entreißen will, und sie empört und entschlossen reagiert, sich mit allen Kräften zur Wehr setzt, um ihre Tasche kämpft und schließlich den verblüfften Räuber erfolgreich in die Flucht schlägt.

Diese zweite Ebene, die eine Kampfreaktion (engl. „fight“) auslöst, dient der Verteidigung, um eine Bedrohung abzuwenden.

Wenn jedoch ein **lebensbedrohender Zustand** ohne Chance auf Flucht oder Verteidigung eintritt, so schaltet unser Nervensystem augenblicklich in den Erstarrungsmodus um, in ein „Wie-gelähmt-Sein“ oder ein „Sich-nicht-von-der-Stelle-Rühren“. Wenn beispielsweise eine Bankangestellte von einem bewaffneten Bankräuber überfallen wird, würde jede Bewegung oder Flucht das Überleben gefährden. Dieser Zustand der dritten Ebene wird als **Erstarren oder Totstellreflex** (engl. „freeze“) bezeichnet.

Wir kennen diese **drei autonomen Reaktionsmuster auch bei Wirbeltieren:** Wird beispielsweise eine Maus von einer Katze angegriffen, so springt sie weg und rettet sich unter eine Regentonne. Kann die Katze aber die Maus mit den Krallen packen, so wird die Maus ganz steif und starr und lässt sich ohne

Gegenwehr im Maul der Katze festhalten; bei der Maus wird der sogenannte Totstellreflex ausgelöst. Dies erhöht die Überlebenschance der Maus und führt dazu, dass die Katze etwas an Interesse verliert und die Maus freigibt, welche wie tot auf dem Boden liegen bleibt. Die Katze erkennt die Maus als tot, verliert den Jagdtrieb und in einem Moment der Unaufmerksamkeit nützt dies die Maus zur Flucht, zittert kurz am Körper und läuft los, um sich in Sicherheit zu bringen.

Entwicklungsgeschichtlich hat der Mensch diesen natürlichen Mechanismus, sich mit Motorik wieder aus der Starre zu bringen, „verlernt". Das hängt nach Stephen Porges (2010) damit zusammen, dass im Reich der Tiere, in welchem es ums Fressen oder Gefressen-Werden geht, das autonome Nervensystem anders als beim Menschen darauf ausgerichtet ist, rasch vom Totstellreflex wieder in den Sympathikus umzuschalten, was das Überleben sichert. Traumatisierte Menschen verharren in dem Erstarrungszustand, der auch bei potenzieller geringer Gefahr leicht ausgelöst werden kann. Die dabei entstehende hohe innere Erregung (Lebensbedrohung) kann nicht abgeführt werden. Die Menschen fühlen sich im normalen Alltag häufig in ihrem Leben bedroht und wie gelähmt, bedingt durch eine chronische Stressreaktion in Gehirn und Körper. Menschen, die brutale sexuelle Körperverletzung vor dem Jugendalter erleben mussten, benötigen bei besten therapeutischen Voraussetzungen eine lange Zeit der Heilung und Regenerierung des chronisch gestressten Nervensystems, bis sie aus der seelisch-körperlichen Erstarrung herauskommen. Das bedeutet, dass der Mensch unter Umständen nachhaltig vom lebensbedrohlichen Ereignis geprägt wird, da sein Nervensystem nicht darauf adaptiert zu sein scheint.

3.4 Entstehung einer Posttraumatischen Belastungsstörung (PTBS)

Posttraumatische Belastungsstörungen gehen grundsätzlich einher mit lebensbedrohlichen Ereignissen und einem hohen Auslieferungsgrad. So gesehen stellt ein Verkehrsunfall für das Nervensystem eines Menschen eine lebensbedrohliche Situation dar. Man könnte daran sterben. Alles läuft bei Unfällen so schnell ab, dass man nicht die Zeit hat, bewusst zu reagieren. Auch wenn wir uns tagtäglich im Straßenverkehr bewegen, machen wir uns keine Gedanken, solange wir keinen schweren Unfall erlebt haben. Das Gefühl der Sicherheit und Unversehrtheit ändert sich bei Unfallopfern von einem Moment zum nächsten radikal.

Beispiel für eine PTBS

Eine Frau, die als Pendlerin täglich mit dem Auto zur Arbeit fährt, wird eines Tages von einem Autolenker übersehen und von der Seite gerammt. Ihr Auto gerät ins Schleudern und kommt auf der stark befahrenen gegenüberliegenden Fahrbahn zum Stehen. Wie durch ein Wunder können alle entgegenkommenden Fahrzeuge rechtzeitig anhalten, die Lenkerin bleibt unverletzt. Wochen und Monate nach dem Unfall stellen sich bei ihr Schlaflosigkeit, Schwitzen und Ängste ein. Dazu kommt, dass sie infolge auftretender Panikattacken nicht mehr in der Lage ist, ein Auto zu benutzen. Nach einem Jahr erfolgloser medikamentöser Behandlungen kommt sie in Therapie. Sie hat eine Posttraumatische Belastungsstörung davongetragen. Nach drei intensiven Traumatherapie-Sitzungen ist sie wieder in der Lage, selbst Auto zu fahren. Die oben angeführten Symptome sind danach nicht mehr aufgetreten.

4 Die therapeutische Grundhaltung in Traumafokus

Vergegenwärtigen wir uns die eigentliche Bedeutung des Wortes „Therapie". Im Altgriechischen bedeutet θεραπεία (therapeia) „Dienst, Pflege, Heilung". Wir stellen uns in den **Dienst unserer Klientinnen**, ihnen in ihrem Heilungsprozess zu assistieren und sie darin zu begleiten. Dies ist eine psychotherapeutische Grundhaltung, die nicht methodenabhängig ist.

Grundsätzlich ist es von großer Wichtigkeit, dass die Th. alles, was ihr an Fragen oder Hypothesen beim Ersteindruck durch den Kopf geht, zur Seite legt, sie ihre eigenen Sinne öffnet, um sich ganz auf die Kl. einzustellen, die eine Behandlung benötigt. Für eine erfolgreiche therapeutische Behandlung ist es wichtig, darauf zu fokussieren, *was* uns eine Kl. mitteilt und anvertraut, und erst in zweiter Linie, *wie* wir es interpretieren und bewerten.

Damit eine Kl. stets die Kontrolle über das Geschehen behalten kann, holen wir bei therapeutischen Interventionen regelmäßig ihr **Einverständnis** ein, indem wir beispielsweise fragen „Möchten Sie das ausprobieren?" oder darauf hinweisen „Lassen Sie mich wissen, wenn etwas unangenehm wird". Wir kündigen jeden Schritt unsererseits an, um insbesondere traumatisierten Menschen ihre Selbstkontrolle zu gewährleisten; wir bereiten sie schrittweise vor und instruieren sie, bevor wir gemeinsam einen neuen Schritt machen. Nicht die Th. ist es, die den Prozess in die Hand nimmt, sondern die Kl., die die Th. dorthin führt, wo sie Unterstützung braucht. Insofern können Annahmen, frühzeitige Schlussfolgerungen oder lange Anamnesen zu Beginn eines Erstkontaktes die Auftragslage beeinträchtigen oder verfälschen.

Zur therapeutischen Grundhaltung gehört in erster Linie, einer Kl. **zuhören** zu können, ohne voreilige Hypothesenbildung und genaues Registrieren, was die Kl. im Inneren bewegt und wie sie bisher mit der geschilderten Belastung umgegangen ist. Gunther Schmidt beschreibt dies als **Kompetenz** einer Kl.

Die Vorgehensweise in Traumafokus ist grundsätzlich prozessorientiert, d. h. weniger zielorientiert, da weder Klientin noch Therapeutin trotz einer anfänglichen Fokussierung auf das Ziel der Therapie oder einer Sitzung wissen können, was im Unbewussten einer Kl. schlummert und in welcher Weise sich unverarbeitete Erinnerungen offenbaren. Eine unvoreingenommene, offen begleitend-neugierige Haltung erscheint dafür am geeignetsten. Es erweist sich als effektiv, wenn wir Therapeutinnen jegliche noch so naheliegenden kognitiven Vermutungen beiseitelassen, da sie einen Therapieprozess diffuser werden lassen und das Unterbewusstsein der Klientinnen hemmen können.

Zur therapeutischen Grundhaltung zählt ebenso eine **aufmerksame Fokussierung auf die Augenpositionen** einer Kl., während sie über Belastendes spricht. Diese Grundhaltung ermöglicht es Klientinnen, diese Augenposition, die wir in Traumafokus **Augenfokus** nennen, unbewusst beizubehalten. Die Wirkungsweise dieses therapeutischen Prinzips wird ausführlich in den Kap. 4.1, 8.1 und 8.2 (siehe S. 44, S. 92 und S. 93) beschrieben.

Das dritte Prinzip in der therapeutischen Haltung ist das **Beobachten der Atmung** der Kl. und gegebenenfalls die Hinführung zu einer bewussten **Atemregulation**. Bei Säugetieren und Menschen ändert sich die Atmung dann, wenn das Nervensystem von Sicherheit auf Gefahr oder auf Lebensgefahr umschaltet. Wir können dieses neurophysiologische Phänomen in der Traumatherapie genau beobachten und therapeutisch nutzen.

Ein weiterer wertvoller Aspekt traumatherapeutisch orientierter Arbeit liegt darin, dass jede Kl. zahlreiche verborgene **Ressourcen** in sich trägt, die es mit ihr gemeinsam wiederzuentdecken gilt. In TF haben wir dabei verschiedene Zugangsmöglichkeiten:

- eigene Körper- und Sinnesressourcen
- Bindungsrepräsentanzen
- im Körper gefühlte Ressourcen wie Erleichterung, Freude, Gelassenheit, Ruhe usw.
- das Formulieren von Wünschen und Zielen sowie das Entwickeln von inneren Bildern dazu

In Traumafokus verwenden wir eine weiterentwickelte Form der **Felt-Sense-Fokussierung**, die auf Eugene Gendlin (1998) zurückgeht. Bereits das sorgsame Beobachten von Augenpositionen und Atemmustern unterstützt und verstärkt die Tragfähigkeit des therapeutischen Prozesses zwischen Klientin und Therapeutin.

Die therapeutische Haltung und Einstellung gegenüber Menschen mit traumatischen, unverarbeiteten Erlebnissen, chronischen Schmerzerkrankungen oder mit schweren, das Leben tief beeinträchtigenden dissoziativen Störungen nimmt in Traumafokus eine zentrale Rolle ein.

4.1 Wahrnehmen und Beobachten: Augenpositionen – Augenfokus

Das visuelle System, das Sehen, ist möglicherweise unser wichtigster Sinn, der uns Orientierung im Raum gibt. Wenn wir uns im Wald verlaufen und die Orientierung verlieren, nimmt das Sicherheitsgefühl deutlich ab. Ähnlich verhält es sich bei einem Kind, das am Flughafen plötzlich seine Eltern nicht mehr sieht und dem auf einmal alles sehr fremd erscheint. Eine gute visuelle Orientierung gibt uns Menschen Sicherheit. Es ist wahrscheinlich kein Zufall, dass sich gerade in der Traumatherapie Methoden durchgesetzt haben, die sich mit Augenbewegungen oder Blickrichtungen beschäftigen (vgl. dazu Kap. 1.3).

Eines der wichtigsten Prinzipien in Traumafokus ist die Haltung des Beobachtens mit ruhiger Neugierde, insbesondere des oberen Gesichtsbereiches, von Porges „upper face" genannt (siehe Abb. 1). In diesem Bereich sind unsere Emotionen erkennbar.

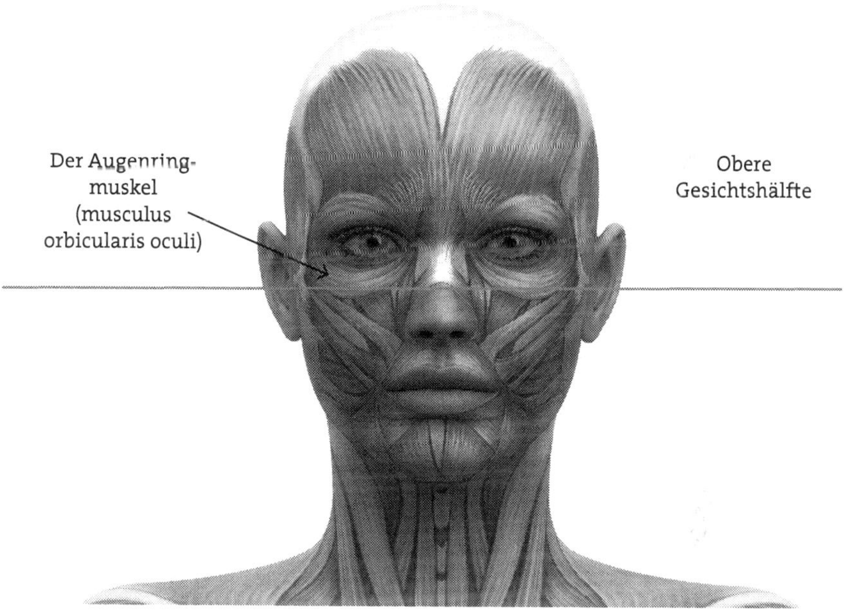

Abb. 1: Gesichtsmuskeln der Mimik nach Porges

Wir beobachten gleichzeitig, wohin eine Klientin jeweils blickt (Augenfokusse), während sie etwas Belastendes im Körper spürt oder darüber spricht. Wenn die Augen nur kurz in der Position der Aktivierung verweilen, sagt dies lediglich, dass die Erregung zu groß ist, um die Blickrichtung weiterhin aufrechthalten zu können.

Wir nennen diese therapeutische Technik den sogenannten **impliziten Augenfokus**, der auch in Kap. 8.2 behandelt wird. Es hat sich herausgestellt, dass Klientinnen unbewusst in positiver Weise reagieren und sich emotional wahrgenommen fühlen, wenn die Th. ruhig-beobachtend die Augenpartien der Kl.

wahrnimmt. Porges (2011) weist in diesem Punkt darauf hin, dass der Augenkontakt einen hauptsächlichen Bindungsfaktor darstellt.

4.2 Bindung und soziale Sicherheit

Wie entsteht beim Menschen eigentlich soziale Sicherheit? Bei der Geburt beginnt eine intensive **bidirektionale Kommunikation** zwischen dem Neugeborenen und seinen Eltern. Über die Sinneskanäle, Motorik und Mimik erfährt das Neugeborene im ersten Lebensjahr Schutz und Geborgenheit. Wenn das Kleinkind den vertrauten Klang der mütterlichen **Stimme** (Prosodie) hört, reagiert es mit einem Glucksgeräusch. Dabei findet gleichzeitig ein intensiver **Augenkontakt** statt, der Emotionen von Neugierde und Freude weckt, die **Mimik** beider wird synchron. Das Baby ist weit vom Boden entfernt und fühlt dennoch **Sicherheit und Halt**, d. h. Sympathikus – **Erregung ohne Gefahr** (siehe Abb. 2).

Wenn die Signale des mütterlichen Elternteils dem Kind Sicherheit und Vertrauen vermitteln, wirkt sich diese soziale Interaktion auf beide Beteiligten unterstützend aus, d.h., es findet nach Porges (2017) eine **Ko-Regulation** statt. Säugetier und Mensch sind funktionell durch ihr Bedürfnis definiert, mit einem

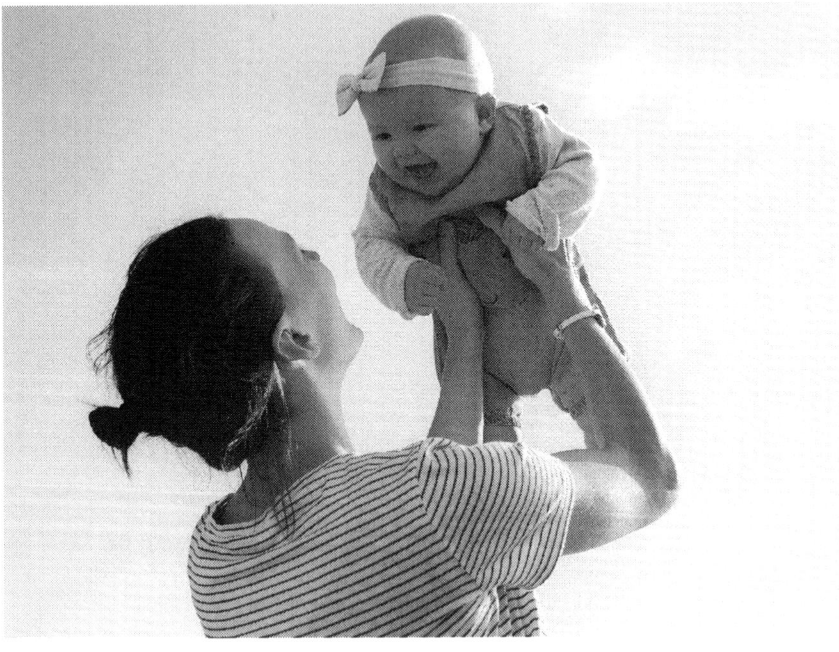

Abb. 2: Sicherheit durch Ko-Regulation

anderen ko-regulieren zu müssen. Menschen, die miteinander verbunden sind, können sich gegenseitig beruhigen und Sicherheit geben; das Gleiche können wir mit Selbstregulation nicht erreichen. Diese Erkenntnisse von Porges können psychotherapeutisch wirkungsvoll genutzt werden, insbesondere dann, wenn Klientinnen im frühen Kindesalter emotionale Vernachlässigung oder Gewalt erfahren haben. Der Kinder- und Jugendpsychiater Heinz Stefan Herzka (2004, S. 3) beschreibt, dass Kinder, die Ausbeutung und Misshandlung erlebt haben, die Mimik von anderen bei Kontakt mit erhöhter Wachsamkeit betrachten.

4.3 Kommunikation der rechten Hirnhemisphären von Therapeutin und Klientin

Allan Schore (1994) beschreibt, dass die emotionale Kommunikation zwischen Therapeutin und Klientin als ein psychobiologisches Kernstück der therapeutischen Allianz anzusehen ist, sodass die Kontaktverbindung der rechten Hirnhemisphäre der Th. zur rechten Hirnhemisphäre der Kl. für den therapeutischen Entwicklungsprozess essenziell ist. Die Schaltkreise der Wahrnehmung und des Bewusstseins in unserem Gehirn verlaufen in aufsteigenden Bahnen **vom Körper zum Gehirn** (siehe Abb. 3):

1. Der **Hirnstamm** reguliert die autonomen Funktionen wie Atmung, Blutkreislauf, Herzschlag und das Schmerzsystem.
2. Von dort werden die Netzwerke der Motivations- und Emotionszentren des **limbischen Systems** aktiviert.
3. Von dort wiederum gelangen die Übertragungssignale in die höheren Hirnzentren zur **rechten kortikalen Hemisphäre**, wo unser implizites Gedächtnis, unsere Bildvorstellung und Intuition aktiviert werden. Bis hierher verlaufen alle Prozesse unbewusst.
4. Erst jetzt werden die kortikalen Areale der **linken Hemisphäre** aktiviert, wo Sprache und Kognitionen angesiedelt sind. Hier werden die Reizimpulse mental ausgewertet und gelangen in absteigenden Bahnen über die rechte Hirnhemisphäre zum limbischen System und Hirnstamm zurück.

Wie man in Abb. 3 erkennen kann, verlaufen die Netzwerkschaltungen im Gehirn immer über die rechte Hirnhemisphäre, die auch mit dem Körper verbunden ist. Der **orbitofrontale Kortex** (OFC) verbindet das emotionale Gehirn (limbisches System) mit dem denkenden Gehirn (präfrontaler Kortex).

In unserer rechten Gehirnhemisphäre laufen insbesondere die unbewussten Prozesse ab, die in unserer „Bibliothek" im **Hippocampus** des limbischen Systems noch nicht als Sinnzusammenhang abgelegt sind. „Die diffus und wenig

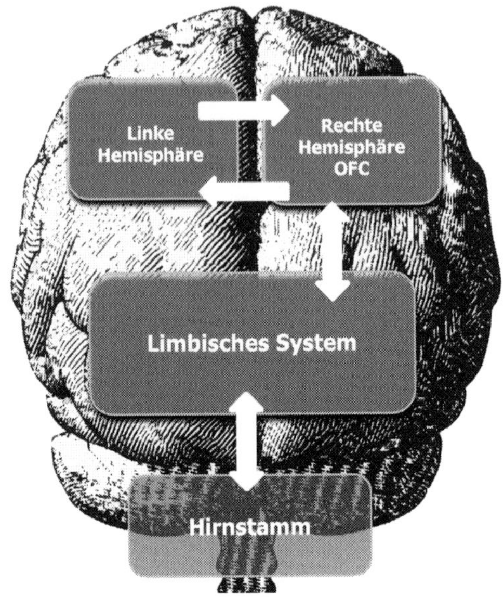

Abb. 3: Hierarchische Verarbeitungsprozesse im Gehirn (nach A. Schore, 2018, S. 75)

differenzierte rechte Hemisphäre hat den Effekt, dass sie auf jeden Stimulus reagiert, sogar auf Sprachstimuli, und noch dazu viel schneller und früher als die nachgereihte linke Hemisphäre. Die Auswertung von Stimuli ist in der linken, kognitiven Hemisphäre langsamer und benötigt in der semantischen Analyse länger", so Schore (2018, S. 75).

Die rechte Hirnhemisphäre ist in der Psychotherapie dominant. Nachfolgend ist ein kritisches Beispiel angeführt, das zeigt, wie leicht der therapeutische Prozess negativ beeinflusst werden kann:

Beispiel für die negative Beeinflussung des therapeutischen Prozesses
Wenn die Th. während der Therapiesitzung für kurze Zeit abgelenkt oder in Gedanken versunken ist, kann es passieren, dass die Kl. sich dadurch mitten in der Traumaverarbeitung allein gelassen fühlt. Auch wenn die Th. von einer plötzlich auftretenden Panik der Kl. überrascht wird und davon kurzfristig überfordert ist oder darauf leicht verunsichert reagiert, wirkt sich diese Reaktion der Th. rechtshemisphärisch implizit auf die Kl. aus, ohne dass den beiden Akteurinnen der Zusammenhang bewusst ist. Die Kl. fühlt sich dadurch unbewusst gestresst und steigt unwillkürlich aus dem Verarbeitungsprozess aus.

Die Studien von Schore (2016) zeigen in eindrucksvoller Weise, wie sich implizite Vorgänge in den Gehirnarealen von Kl. und Th. buchstäblich überlappen bzw. synchron werden. Bisher hätte man die Verhaltensweisen der Kl. als Widerstand gedeutet.

All das, was wir unmittelbar wahrnehmen, hören, spüren oder gerade fühlen, beeinflusst unsere Kognitionen und ruft vorangegangene implizite Gedächtnisinhalte auf. In der Psychologie nennt man diese Vorgänge **Priming**.

Die Prinzipien der therapeutischen Beziehung basieren auf interpersonellen neurobiologischen Mechanismen, wodurch Wachstumsprozesse mithilfe von Psychotherapie gefördert werden. Ebenso werden dadurch Bindungsmechanismen reaktiviert, was eine differenzierte Entwicklung des impliziten Selbst (die rechte Hirnhemisphäre betreffend) ermöglicht, so Schore (1996).

Dies zeigt, welch große Bedeutung der therapeutischen Haltung beigemessen wird, um eine Verarbeitung traumatischer Inhalte während einer Therapiesitzung wirksam zu machen. Ein weiteres zentrales Element in Traumafokus ist die Beobachtung und therapeutische Nutzung der unwillkürlichen Atmung bei Kl.

4.4 Die Atmung als therapeutische Grundlage in Traumafokus

Die therapeutische Nutzung der Atmung reicht bis in die 20er-Jahre des 20. Jahrhunderts. Im Autogenen Training nach Johannes Heinrich Schultz wurden bereits Übungstechniken verwendet, die das autonome Nervensystem aktivieren und eine Beruhigung herbeiführen sollten.

Um die Wirksamkeit einer bewusst gesteuerten Atmung zu verstehen, sollen im Folgenden kurz die psychophysiologischen Zusammenhänge skizziert werden:

Unser **vegetatives Nervensystem** steuert und reguliert unsere unwillkürliche Atmung, unsere Organe und Organsysteme, die wir willentlich nicht beeinflussen können. Wir machen über zwanzigtausend Atemzüge täglich, ohne daran denken zu müssen. Bei Gefahr atmen wir beschleunigt ein, unser Sympathikus wird aktiviert. Dies geschieht dann, wenn wir Angst bekommen oder in Wut geraten. Es kommt vermehrt Sauerstoff in den Blutkreislauf, der Herzschlag wird beschleunigt und unser Organismus ist bereit zur Flucht oder zum Angriff, um uns zu verteidigen. Bei Lebensgefahr gerät die Atmung ins Stocken, wir halten den Atem unwillkürlich an, wir können uns nicht von der Stelle bewegen, da der Totstellreflex ausgelöst wird. Das parasympathische Nervensystem übt einen hemmenden Einfluss auf die Herzfrequenz aus, es entsteht die sogenannte **Vagusbremse**. Während der Einatmung wird der Vagustonus primär durch das Atem- und Herz-Blutkreislauf-Zentrum im Hirnstamm gehemmt (vgl. Sack,

2005). Die wissenschaftliche Studie von Christina Zelano et al. (2016) konnte nachweisen, dass die natürliche Atmung die Aktivität im limbischen Bereich synchronisiert; dazu gehören Amygdala und Hippocampus, die bei der Stress- und Traumaverarbeitung eine wichtige Rolle spielen. Außerdem stellt die amerikanische Forschergruppe um Zelano fest, dass in der oralen Ausatmungsphase Angststimuli keine Erregung hervorrufen, im Gegensatz zur Einatmung, bei der der Sympathikus aktiviert wird.

4.4.1 Bedeutung für die therapeutische Praxis

Die Th. achtet während der Traumabearbeitung auf das Atemmuster der Kl.: ob es sich verändert, unruhiger oder schneller wird und die Kl. somit Angst verspürt. In so einer Situation gibt die Th. der Kl. folgende Information als Anleitung:

Th.: Sie haben vielleicht bemerkt, dass Sie auf einmal unbewusst schneller atmen und dadurch der Stress und die Angst größer geworden sind. Atmen Sie von nun an ganz bewusst durch die Nase langsam ein und langsam durch den Mund aus. Möchten Sie es ausprobieren?

Kl.: [probiert es aus]

Th.: Wenn Sie dies nun bewusst während der nächsten Minuten tun, regulieren Sie mit Ihrer Atmung Ihr Nervensystem in Richtung Beruhigung. Sie können also direkt Ihr Nervensystem selbst regulieren und kontrollieren, unabhängig davon, ob Sie es selbst glauben oder nicht. Die Atmung unterliegt nicht dem Glaubenssystem, sondern der Physiologie des Gehirns. Sobald Sie merken, dass der Stress nicht mehr gut kontrollierbar ist, atmen Sie freundlich-achtsam in Ihrer Haltung zu Ihnen selbst, ruhig und langsam.

Mithilfe dieser Atemtechnik können Kl. ihr vegetatives Nervensystem direkt beeinflussen und steuern – in der Folge tritt eine spürbare Beruhigung und gefühlte Stressabnahme ein. Die Veränderung des eigenen Atemmusters bei Stress oder Stresszunahme soll nun anhand konkreter Beispiele im folgenden Kapitel veranschaulicht werden.

4.4.2 Bedeutung der Atmung für die Stabilisierung von Angst, Stress und Schmerz

Ein therapeutisches Grundprinzip in Traumafokus stellt das kontinuierliche Beobachten der Atmung einer Kl. dar. **Unsere Atmung steuert unser Nervensys-**

tem bei Beruhigung, Gefahr und Lebensbedrohung. Sie geschieht unwillkürlich und kann therapeutisch genutzt werden.

- Menschen mit Angststörungen atmen stärker ein als aus. Beim raschen Einatmen wird der Sympathikus erregt und es wird wenig Luft ausgeatmet, es entsteht ein Zustand der Hyperventilation, was man insbesondere bei Panikattacken beobachtet. Manche berichten auch von einer Atemnot, d.h., zu wenig Luft zu bekommen. Tatsache ist, dass die Betroffenen zu viel Luft einatmen, diese aber nicht ausreichend abatmen. Da das Blut bereits bei normaler Atmung zu fast 100 Prozent mit Sauerstoff gesättigt ist, bekommt der Körper infolge des Hyperventilierens **keinen** zusätzlichen Sauerstoff mehr zugeführt. Beim Hyperventilieren verschiebt sich der pH-Wert des Blutes in den alkalischen (basischen) Bereich, d. h., der pH-Wert steigt. Den dadurch erzeugten Zustand nennt man in der Medizin respiratorische Alkalose.
- Wenn eine Klientin während einer Therapiesitzung durch aktivierte Atmung Schwindel im Kopf verspürt, können wir sie dazu anregen, ihre Hände wie ein Zelt vor Nase und Mund zu geben, um die ausgeatmete sauerstoffarme Luft wieder einzuatmen, bis der Schwindel sich aufgelöst hat.

Der Sinn eines solchen Atemmusters ist es, bei Gefahr fliehen zu können. Wenn wir als Th. in der Therapie beobachten, dass eine Kl. während ihres Traumaberichtes unbewusst verstärkt zu atmen beginnt, wissen wir, dass die Traumaverarbeitung gebremst wird, da die Kl. soeben emotional stärker in der traumatischen Vergangenheit steckt, als **aus der Gegenwart heraus Vergangenes wahrzunehmen**. Wir können in so einer Situation stützende Information geben (siehe folgendes Beispiel). Sobald die Kl. ein bewusst-kontrolliertes Atemmuster in Gang gesetzt hat, erhöht sich auch ihr Gegenwartsbezug, sodass sie sich wieder deutlicher im Hier und Jetzt wahrnimmt.

Mit folgender **Anleitung** kann die Th. die Kl. darin unterstützen, ihren fehlenden Gegenwartsbezug (Hier und Jetzt) wiederherzustellen:

Th.: Lenken Sie Ihre Aufmerksamkeit bewusst auf Ihre Atmung und atmen Sie in einer freundlich zu sich gewandten Weise bewusst ruhig und langsam ein und lange aus. Hören Sie während der folgenden Atemzüge bewusst Ihren eigenen Atem beim Einatmen und beim Ausatmen – und beim nächsten Ein- und Ausatmen spüren Sie das Heben Ihres Brustraumes beim Einatmen und das Senken des Brustraumes beim Ausatmen. Nehmen Sie einmal wahr, wie das so vor sich geht. Sie sind währenddessen in der unmittelbaren Gegenwart und können die zurückliegenden traumatischen Erinnerungen aus der Gegenwart heraus leichter und unbeschwerter beobachten oder einfach nur registrieren.

Mit einem soliden Gegenwartserleben im Hier und Jetzt können wir auf wirksame Weise vermeiden, dass Kl. während des Verarbeitungsprozesses in alte traumatische Zustände, Flashbacks oder abgespaltene Ich-Zustände („Ego States") hineingeraten. Die Verarbeitung von Traumata scheint besonders dann zu nachhaltig erfolgreichen Ergebnissen zu führen, wenn darauf geachtet wird, dass der Gegenwartsbezug konstant größer bleibt als die plötzlich auftauchenden, unverarbeiteten, traumatisierenden Inhalte. Die vorangegangene Übungsintervention ist dafür ein wertvolles Tool, das Kl. auch selbst im Alltag anwenden können.

4.4.3 Auswirkungen der Atemtechnik auf das Nervensystem

Beim wiederholten langsamen, langen Ausatmen wird der Vagusnerv im vegetativen Nervensystem stimuliert, wodurch es zu einer spürbaren Beruhigung von Atmung und Herzschlag kommt (vgl. dazu Wirksamkeitsstudien zur Atmung von Jerath et al., 2006, 2015; van der Kolk, 2014). Auf der Grundlage neuerer Veröffentlichungen werden in der medizinischen und psychotherapeutischen Wissenschaft die Wechselbeziehung zwischen Atmung und Emotionen und der Einfluss der Atmung auf Veränderungen des autonomen Nervensystems beforscht und diskutiert. Van der Kolk wies bei der Behandlung einer Posttraumatischen Belastungsstörung (PTBS) mit Atmung und Yoga nach, dass die Diagnose PTBS am Ende der Studie bei mehr als 50 % der Erkrankten nicht mehr nachgewiesen werden konnte. Bei dieser Yoga-Studie lag der Fokus während des Trainings bei den Versuchspersonen in der Aufmerksamkeit auf dem sensorischen Erfahren der Atmung und der körperlichen Empfindungen („Felt Sense"; van der Kolk, 2014).

Die therapeutische Nutzung der beschriebenen Atemtechnik (siehe folgendes Beispiel), die wir in Traumafokus verwenden, kommt insbesondere bei Kl. zur Anwendung, die unter PTBS, Angst- und Panikstörungen leiden oder an einer komplexen PTBS mit psychischen oder somatischen Dissoziationen erkrankt sind.

Beispiel für die Anwendung von Atemtechnik und Grounding in der Therapie

Wenn bei einer Klientin während der Traumabearbeitung Flashbacks auftreten, die sie in eine vorübergehende physische Starre bringen – mit flacher Atmung und Gefühllosigkeit im Körper –, können wir, bevor es der Klientin bewusst wird, als beobachtende Therapeutinnen diese dazu anregen, das Be-

> wusstsein auf eine ruhige und langsame Ausatmung zu lenken und gleichzeitig abwechslungsweise mit der linken und rechten Fußsohle gegen den Boden zu drücken. Innerhalb weniger Minuten tritt eine beruhigende Regulation ein. Mithilfe dieser therapeutischen Technik wird es einer Klientin ermöglicht, einen plötzlich auftretenden Flashback aus der Vergangenheit mithilfe einer kontrollierten, bewussten Atmung und bewusst kontrollierter Motorik aufzulösen, da wir einen unmittelbaren Gegenwartsbezug hergestellt haben.

4.5 Limbisches Zuhören und Sprechen in der Therapie

Das **limbische System** ist der Teil unseres Gehirns, welcher Gefühle, Stimmung, Antrieb und unsere Instinkte reguliert. Es ist unser emotionales Gehirn, welches alle Sinneseindrücke emotional bewertet, bevor uns dies bewusst wird. Beim limbischen Zuhören und Wahrnehmen geht es um eine aktiv zuhörende und beobachtende Haltung.

> **Beispiel für limbisches Zuhören und Sprechen**
> Wenn eine Kl. mitteilt, dass sie einen Druck auf der Brust spürt, nachdem wir sie beispielsweise gefragt haben, wo sie ihre eben aufgetretene Angst im Körper spürt, nehmen wir zur Kenntnis, welche Stelle am Körper davon betroffen ist, ohne dass wir nachfragen oder es intellektuell hinterfragen. Dies ermöglicht der Klientin, das Gefühl einfach nur zu empfinden, ohne darüber nachdenken zu müssen oder eine bewusste Frage zu beantworten. Wenn wir die Frage stellen: „Wo im Körper spüren Sie das?“, ist die Antwort darauf ohne Nachdenken möglich. Fragen wir aber: „Seit wann haben Sie Ängste?“, muss die Kl. nachdenken, bevor sie uns antwortet.

Beim limbischen Sprechen und Zuhören sind insbesondere die folgenden Aspekte relevant:

- **Was** spricht die Klientin gerade an?
- Wie ist die **Atmung** der Klientin während einer wahrgenommenen Belastung? Handelt es sich um eine betonte Inhalation (Einatmung), die bei Angst (Gefahr) auftritt, oder um eine betonte Flachatmung, die für Dissoziation, Immobilisation (Lebensbedrohung) charakteristisch ist?
- Der **Augenfokus** der Klientin, ihre Mimik sowie ihre Körperspannung sollten mit Neugierde beachtet werden.
- Als Therapeutin sollte man gut **mit den eigenen Ressourcen verbunden** sein: Das verstärkt und unterstützt auf wirksame Weise die Rechts-zu-rechts-

Gehirnhemisphären-Verbindung in der therapeutischen Beziehung (Näheres dazu siehe in Kap. 4.3).

Was können wir unter **limbischem Sprechen** verstehen? Während einer Traumaverarbeitung mit Traumafokus erzeugen wir eine Trance im Wachzustand, bei der Kl. emotional fühlen, körperlich spüren, mit inneren Bildern und Erinnerungen involviert sind usw. Es würde wenig Sinn ergeben, sie mit rationalen Bemerkungen, Deutungen oder Fragen aus diesem sensiblen Wahrnehmungszustand zu befördern. Wir wissen aus der Traumaforschung, dass bei Menschen, die unter einer Stresserkrankung leiden, die Depressionen haben oder unter Flashbacks durch traumatische Erfahrungen leiden, das Denken und Handeln blockiert oder stark herabgesetzt ist. Aus diesen Gründen vermeiden wir kognitives Fragen, so wie wir das im Alltag tun, wie z. B.: *Wovor haben Sie denn Angst? Warum fällt es Ihnen schwer, sich abzugrenzen?*

Beim limbischen Sprechen setzen sich Interventionen aus folgenden Aspekten zusammen:

- **Schlüsselinhalte** werden im Wortlaut (sogar Dialekt) unverändert etwas zeitversetzt wiedergegeben (limbisches Spiegeln).
- Verortung oder „Felt Sense“ (Gendlin, 1998) von Gefühlen, Empfindungen, Schmerzreizen usw. **im Körper**.
- Der **Gegenwartsbezug** wird durch bewusste Atmung und Grounding verstärkt (siehe Kap. 4.4.2).
- Positiv wahrgenommene Veränderungen (Kl.) werden aufgegriffen und wiedergegeben, damit sich Neuerfahrungen im Gedächtnis konsolidieren: „Spüren Sie, wie es sich anfühlt ...“

Die Therapeutin folgt dem inneren Prozess der Klientin mit Neugierde und enthält sich jeglicher Hypothesen, Äußerungen, Vermutungen, Deutungen und Interpretationen. Sie achtet sorgsam auf **Schlüsselsätze** bzw. **Schlüsselworte**. Dies soll anhand des folgenden Beispiels veranschaulicht werden:

Beispiel für unscheinbar auftretende, affektgeladene Momente in der Traumatherapie

Eine Klientin, die unter einer somatoformen dissoziativen Störung leidet, erwähnt während einer Therapiesitzung ganz nebenbei mit knappen, unbeteiligten Worten:

Kl.: [...] Na ja, und dann hat mich der Vater jeden Abend durchg'haut [= verprügelt].

In der Traumatherapie sind solche Signale ohne emotionalen Bezug der Kl. wichtige Hinweise für noch unverarbeitete Traumata, mit denen Th. wahrnehmend-beachtend umgehen sollten. Normalerweise sind Inhalte von körperlich erfahrener massiver Gewalt affektgeladen. Sie treten dadurch automatisch in den Vordergrund, anders als bei dieser Kl., wo die erlebte elterliche Gewalt im Hintergrund verborgen bleibt und wir es therapeutisch behutsam ansprechen und der Kl. dabei folgen.
In unserem Beispiel reagiert die Therapeutin mit den Worten:

Th.: Und dann hat Sie der Vater jeden Abend durchg'haut.
Kl.: Ja, genau.
Jetzt beginnt mir der Rücken wehzutun.
Th.: **Wo genau tut der Rücken weh?**
Kl.: Genau hier. [Zeigt auf die Stelle am unteren Rücken.]
Th.: **Atmen Sie tief, ruhig und langsam, und hören Sie dabei Ihre Atmung, und spüren Sie das Heben und Senken Ihres Atemraumes währenddessen.**

Nach wenigen Minuten zeigt die Kl. auf die Frage der Schmerzstärke auf einer analogen Farbskala von Grün, Gelb, Orange bis Rot an:

Kl.: Der Schmerz war auf Orange und ist jetzt im grünen Bereich. Ich spüre meinen Rücken angenehm und beweglicher als vorher.
Th.: **Spüren Sie, wie es sich anfühlt, den Rücken angenehm und beweglicher zu spüren.**

Durch diese limbische Intervention bleibt der **Gegenwartsbezug** im Vordergrund und das lang zurückliegende Trauma kann dadurch besser verarbeitet werden. Wenn wir darauf achten, dass bei der Kl. der Gegenwartsbezug während der Traumasitzungen grundsätzlich größer als die auftretenden traumatischen Erinnerungen, Flashbacks oder Trigger ist, ist die Traumaverarbeitung leichter und effektiver, da eine Retraumatisierung dadurch verhindert wird.

Ein weiteres therapeutisches Agens ist es, **positiv körperlich wahrgenommene Veränderungen** immer verbal zu spiegeln, um bei der Kl. das **Realisieren von Veränderung** zu fördern. Auch hier spielt die bekannte Regel „Nervenzellen, die gleichzeitig feuern, verstärken die Netzwerke" von Donald Hebb (1949) eine wesentliche Rolle, damit ein Verlernen von Schmerz (engl. „unlearning pain") erfolgen kann.

Fortsetzung des Fallbeispiels
Der Körper der Klientin aus dem Fallbeispiel hat sich nach Jahrzehnten an die massiven Schläge in der Kindheit erinnert, und das Gehirn hat die demütigende, schmerzhafte Erfahrung von damals freigelegt. Gerade an dieser Stelle im unteren Rückenbereich leidet die Klientin unter einem psychosomatischen Taubheitsgefühl (engl. „numbing") sowie an periodisch stark auftretenden stechenden Rückenschmerzen.
Wir können aus diesem Fallbeispiel erkennen, dass die **limbische Konnotation der Therapeutin als eine bestätigende Bekräftigung** den Prozess gefördert hat.

4.6 Das Nutzen der Sinnesressourcen in der Therapie mit Traumafokus

Mit unseren **fünf Sinnen** nehmen wir die Welt wahr. Ohne diese wären wir nicht in der Lage, uns zu orientieren, zurechtzufinden und sicher zu fühlen. Erblindete Menschen sind in unserer Gesellschaft körperlichen und sozialen Übergriffen mehr ausgeliefert und verletzlicher als die anderen. Ein Mensch, der durch die Wunde eines lang anhaltenden Traumas oder Dauerstresses seelisch tief verletzt worden ist, wird durch bestimmte Sinneseindrücke getriggert. In diesem Moment wird eine Kettenreaktion ausgelöst, die den Körper in einen Alarmzustand versetzt und Gefühle von Angst, Panik oder einen Erstarrungszustand hervorruft.

Auf der anderen Seite hat derselbe Mensch auch positive, schöne Sinneseindrücke im Leben gemacht, die ebenso im Gedächtnis gespeichert sind und therapeutisch genutzt werden können, worauf ich in der nachfolgenden Übung näher eingehen möchte.

In vielen therapeutischen Erfahrungen habe ich festgestellt, dass die Verwendung von guten Sinneserfahrungen die plötzlich auftretenden, triggernden und belastenden Sinneseindrücke positiv beeinflussen kann. Es ist vorteilhaft, die Technik der Sinnesressourcen separat in einer Therapiesitzung einzuführen, damit sie während einer später auftretenden Belastungssituation unmittelbar abgerufen werden kann. Dafür ist es ausreichend, wenn die Th. **eine oder maximal zwei Sinnesressource/n** verwendet.

In der nachfolgend beschriebenen Übung werden jedoch alle fünf Sinnesqualitäten vorgestellt. Die Übung kann insbesondere für die Traumaverarbeitung bei Klientinnen in der Therapie genutzt werden.

Eine günstige Voraussetzung für Traumatherapeutinnen ist es aber auch, eigene emotionale Ressourcen jederzeit verfügbar zu haben. Wir sprechen hier von den fünf Sinnesressourcen, die das Sehen, das Hören, das Riechen, das Schmecken und das Tasten/Spüren vereinen. Es geht dabei darum, eigene Sinnesressourcen zu entwickeln und bereitzuhalten, wenn sie im therapeutischen Prozess benötigt werden. Wenn Sie diese Übung bei Klientinnen durchführen, ist es empfehlenswert, sie die Reihenfolge selbst wählen zu lassen.

Zur Veranschaulichung möchte ich Sie nun zu einer Übung einladen, bei der Sie Ihre rechte Gehirnhemisphäre besonders benutzen:

Übung zu den fünf Sinnesressourcen

a) **Das Sehen**: *Erlauben Sie sich, sich etwas Schönes zu vergegenwärtigen, wo es Ihre Augen buchstäblich hinzieht, Ihr Blick sich dafür öffnet, sei es eine Erinnerung aus einem unvergesslichen Urlaub oder ein Ort des Friedens und der Ruhe. Lassen Sie sich etwas Zeit. Wenn Sie es gefunden haben, schließen Sie Ihre Augen und speichern Sie innerlich diese optische Erfahrung.*

b) **Das Hören:** *Erlauben Sie sich, sich etwas Schönes zu vergegenwärtigen, wo es Ihr Gehör buchstäblich hinzieht, Ihre Ohren zu lauschen beginnen, sei es ob des angenehmen Geräusches oder eines schönen Klanges. Lassen Sie sich etwas Zeit. Wenn Sie es gefunden haben, schließen Sie Ihre Augen und speichern Sie innerlich diese akustische Erfahrung.*

c) **Das Riechen:** *Erlauben Sie sich, sich etwas Schönes zu vergegenwärtigen, wo Ihnen ein wunderbarer Duft in die Nase strömt, sodass Sie diesen am liebsten mit der Nase einatmen möchten. Lassen Sie sich etwas Zeit. Wenn Sie ihn gefunden haben, schließen Sie Ihre Augen und speichern Sie innerlich diese Riecherfahrung.*

d) **Das Schmecken:** *Erlauben Sie sich, sich etwas Schönes zu vergegenwärtigen, wo Ihnen ein Lieblingsgeschmack auf die Zunge kommt oder zergeht, wo es innerlich „Mmmh!“ macht. Lassen Sie sich etwas Zeit. Wenn Sie es gefunden haben, schließen Sie Ihre Augen und speichern Sie innerlich Ihre Lieblings-Geschmackserfahrung.*

e) **Das Tasten und Spüren:** *Erlauben Sie sich, sich etwas Schönes zu vergegenwärtigen, das sich so kuschelig oder angenehm anfühlt auf den Fingern, dass Sie es am liebsten an Ihre Wangen drücken möchten – oder ein Naturelement wie Wind oder Wasser, das Sie wohlig auf Ihrer Haut spüren. Lassen Sie sich etwas Zeit. Wenn etwas aufgetaucht ist, schließen Sie Ihre Augen und speichern Sie innerlich diese Erfahrung.*

Sie können nun anschließend mit diesen Sinnesressourcen spielerisch umgehen, indem Sie diese nochmals einzeln nacheinander abrufen und für jede einzelne Sinnesressource eine passende Augenposition im Raum finden. Meist sind die Augenpositionen dabei sehr ähnlich. In der beruflichen Praxis kristallisieren sich meistens ein bis zwei solcher Ressourcen heraus, die Sie zur Regeneration während und zwischen Therapiesitzungen für Sekunden abrufen können. Dies ist außerdem ein wirksames Therapeutikum gegen indirekte Traumatisierung durch Klientinnen.

5 Neurobiologische Zusammenhänge bei der Entstehung und Verarbeitung von Stress im Gehirn

Unser Stresssystem schützt uns laufend vor drohenden Gefahren oder lebensbedrohlichen Situationen. Es befindet sich im Gehirn und ist ein komplexes System, das wir in diesem Kapitel behandeln werden.

Wiederholte frühe Stresserfahrungen verändern die Stress-Reaktions-Systeme von Grund auf. Sie führen zu einer Kaskade neurobiologischer Ereignisse, die das Potenzial haben, dauerhafte Veränderungen in der Gehirnentwicklung zu verursachen (vgl. Teicher et al., 2003).

Mit Traumafokus sind die stressauslösenden Reaktionen im Gehirn, auch HPA-Achse genannt (Hypothalamus-Hypophysen-Nebennierenrinden-Achse), psychotherapeutisch behandelbar. Dieses in Kap. 5.3 beschriebene Stress verarbeitende System in Gehirn und Körper und die psychotherapeutische Nutzung führen mit Traumafokus zu einer zunehmend sich verbessernden, natürlichen Regulation von Stress.

5.1 Wie sich unser Gehirn entwickelt

Im Gegensatz zu den Gehirnen vieler anderer Lebewesen entwickelt sich das Gehirn des Menschen sehr langsam; konkret benötigt es 18 Jahre bis zur vollständigen Reife. Dies erklärt, warum wir erst mit ca. 16 Monaten gehen können, während beispielsweise Antilopen bereits innerhalb einer Stunde nach der Geburt laufen können, ansonsten hätten sie keine Überlebenschance.

Embryologisch gesehen bildet sich zuerst der **Hirnstamm** aus dem Neuralrohr heraus, der unsere vitalen Funktionen steuert: Herzschlag, Blutdruck, Atmung usw. Danach bildet sich das **limbische System** heraus, welches unsere Sinneseindrücke emotional bewertet. Wir reagieren mit Gefühlen wie Angst und wir können spüren, wo im Körper sie wahrnehmbar sind (Interozeption). Die anderen Grundgefühle, wie Freude, Scham, Ekel, Ohnmacht, Wut oder Schmerz, können wir ebenso im Körper individuell lokalisieren.

Die **Großhirnrinde** (Neokortex) wird erst in den letzten Schwangerschaftswochen kurz vor der Geburt funktionsfähig. Die erweiterten kognitiven Fähigkeiten reifen erst im Vorschulalter heran. Die Entwicklung des Gehirns ist erst im 19. Lebensjahr abgeschlossen.

Im vorderen Frontallappen (präfrontaler Kortex) werden als letzte Entwicklungsstufe Gehirnstrukturen für das kognitive Antizipieren und Einschätzen von Situationen gebildet. Dies wäre aus neurobiologischer Sicht eine Erklärung dafür, weshalb Menschen im Jugendalter viel risikofreudiger sind als Erwachsene und ältere Menschen. Das deutliche Abwägen von möglichen Gefahren und Situationen ist erst im Erwachsenenalter möglich, gerade rechtzeitig, um in einer Partnerschaft und bei Familiengründung Verantwortung für andere Menschen übernehmen zu können.

5.2 Speicherung von Lebenserfahrungen

Unser Gehirn besitzt in allen Gehirnbereichen Speicherareale, um Sinneseindrücke inklusive der Motorik abzuspeichern. Die Hippocampi befinden sich in beiden Gehirnhälften des limbischen Systems und dienen dazu, einzelne Sinneseindrücke in ganze **Sinnzusammenhänge** zu bringen. Sie haben die Form von Seepferdchen und konsolidieren alle Wahrnehmungen in Erfahrungen, insbesondere wenn diese sich wiederholen. Wenn wir beispielsweise das knatternde Geräusch eines Motorrades, das unten auf der Straße vorbeifährt, hören, wissen wir augenblicklich, dass dies ein Motorrad ist, ohne es zu sehen oder es darauf sitzend zu spüren. Wir können sogar orten, aus welcher Richtung es kommt, weil wir dies anhand der höheren Tonfrequenz, die beim Vorbeifahren niedriger wird, deutlich erkennen können. Unzählige Lebenserfahrungen haben sich im Laufe des Lebens im Hippocampus-Areal, unserem Langzeitgedächtnis, zu Sinnzusammenhängen konsolidiert. Wenn wir das gleiche auditive Phänomen bei einem Segeltörn auf hoher See wahrnehmen würden, wären wir vermutlich ziemlich irritiert und würden andere auf dem Boot fragen, ob sie auch gerade ein Motorradgeräusch gehört haben. Unser Gehirn kann es nicht einordnen. Es verunsichert uns deswegen, weil weit und breit keine Straße oder Insel zu sehen ist. Nehmen wir an, es wäre jemand an Bord, der dieses Geräusch über Lautsprecherboxen aus Jux abgespielt hätte. In diesem Augenblick würde sich ein neuer Sinnzusammenhang im Hippocampus bilden und wir würden uns beruhigt wieder zurücklehnen.

5.3 Entstehung und Verarbeitung von Gefahr oder Stress (Dauergefahr)

Sinneserfahrungen können uns einerseits beruhigen, wie die sanfte Brandung in der Abendstimmung an einem Strand. Andererseits können sie uns triggern, d.h. angst- oder stressauslösend sein, beispielsweise, wenn jemand vor Monaten einen schweren Motorradunfall überlebt hat und bei dieser Person das Geräusch eines Motorrades sogar in einem Fernsehfilm eine für Minuten anhaltende Angstreaktion auslösen kann. Wenn eine potenzielle oder reale Gefahr auftritt, werden die **Gefahrenspeicher**, die **Mandelkerne** des limbischen Systems, im Gehirn blitzschnell aktiviert, die kaskadenartig Stresshormone ausschütten, damit der Mensch der Gefahr unmittelbar durch Flucht oder Kampf entrinnen kann.

Das Nervensystem des Hirnstammes und des limbischen Systems entscheidet in Bruchteilen einer Sekunde, ob wir sofort ausweichen müssen oder erstarren sollen. Dies geschieht sehr schnell, noch ehe uns die Gefahr bewusst ist. Wenn wir unwissend auf eine noch heiße Herdplatte greifen, ziehen wir blitzschnell die Hand weg, damit unser Gewebe nicht schwer geschädigt wird. Unser Nervensystem sorgt ständig dafür, dass wir unversehrt und sicher bleiben.

Was geschieht aber, wenn eine Bedrohung, Gefahr oder Lebensbedrohung weiter besteht und weder abgewendet noch aufgelöst werden kann? Dies ist beispielsweise bei einer Entführung mit Geiselnahme der Fall: Es kommt quasi zu einer Dauerstresssituation, die weitreichende Folgen für Menschen hat.

In der Traumaforschung ist bekannt, dass das menschliche Gehirn eines freiwilligen Soldaten im Kriegseinsatz an der Front nach spätestens 4–5 Tagen den Extremstress der permanenten Lebensgefahr nicht mehr regulieren kann. Man kann sich ausmalen, was es für Menschen bedeutet, die in Kriegsgebieten auf dieser Welt monatelang unter Beschuss sind und in ständiger Lebensgefahr schweben. Die amerikanische Psychologin Judith Herman prägte 2015 hierfür den Begriff der **Komplexen Posttraumatischen Belastungsstörung** (engl. „c-PTSD – complex posttraumatic stress disorder") als mögliche Folge von solchem Extremstress.

5.3.1 Wie läuft Stress im Gehirn ab?

Unter einer **Stressreaktion** versteht man eine psychische und körperliche Reaktion auf einwirkende Stressoren, welche das innere Gleichgewicht durcheinanderbringen. Je nachdem, wie lange und wie intensiv der Stress anhält, zeichnen sich die Folgen im Menschen ab. Bei kurz anhaltendem Stress, der wieder abklingt, wenn die Gefahr vorüber ist, kann unser Nervensystem gut regulieren. Anders verhält es sich, wenn es sich um anhaltenden Stress handelt.

Zu den Pionieren der **Stressforschung** zählen Hans Selye und Walter Bradford Cannon. Beide beschäftigten sich in etwa zur gleichen Zeit mit der Stressreaktion im Gehirn des Menschen. Während sich Cannon 1932 mit den Stressreaktionen von Flucht, Kampf und Erstarren („flight, fight and freeze") bei Gefahr und Lebensgefahr auseinandersetzte, forschte Selye 1936 zum allgemeinen Adaptationssyndrom in Bezug auf anhaltende Stressreize sowie zum Stresshormon Cortisol (siehe Abb. 4).

Beide Wissenschaftler fanden heraus, welche Prozesse im Gehirn ablaufen, wenn der Organismus des Menschen in Stress gerät, etwa bei einer eintretenden Gefahr oder bei Lebensgefahr. Selye (1951) unterteilte die Stressantwort in drei Gruppen: Alarm, Widerstand und Erschöpfung.

> „Angsterregung, ausgelöst durch eine Umweltbedrohung, führt zur Aktivierung der Stressreaktion, einem Alarmzustand, der eine Reihe von autonomen und endokrinen Veränderungen fördert, die zur Selbsterhaltung beitragen. Die Stressreaktion umfasst die Freisetzung von Glukokortikoiden aus der Nebennierenrinde und Katecholaminen aus dem Nebennierenmark und den sympathischen Nerven. Diese Stresshormone wiederum geben Rückmeldungen an das Gehirn und beeinflussen neuronale Strukturen, die Emotionen und Wahrnehmung steuern." (Rodrigues, LeDoux & Sapolsky, 2009, S. 289; eig. Übersetzung aus dem Englischen).

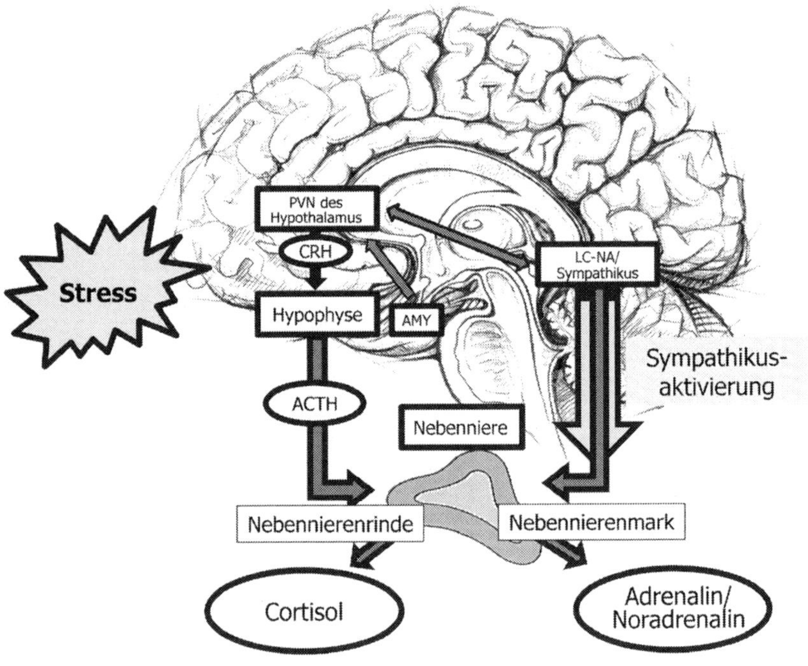

Abb. 4: Schaltkreise der Stressregulation (nach LeDoux, 2016, S. 108, verändert)

In der Stressforschung wird die Verarbeitung im Gehirn **Stressachse** genannt: Sie setzt sich einerseits aus der **Hypothalamus-Hypophysen-Nebennieren-**

Achse (**HHNA**) und andererseits aus dem **sympatho-adrenalen System** zusammen, bestehend aus dem Locus-Caeruleus-Noradrenalin-System (LC-NA) im Hirnstamm, welches mit dem sympathischen Nervensystem und der Nebennierenrinde verbunden ist (siehe Abb. 4).

Ausgehend von der **Amygdala**, unserem Erregungszentrum, und dem **Hypothalamus**, in welchem das **CRH (Corticotropin Releasing Hormone)** gebildet wird, aktiviert Letzteres das sympathische Nervensystem (SNS) und bereitet den Organismus auf eine Flucht- oder Kampfreaktion vor (siehe Abb. 4). Im Hirnstamm (Locus Caeruleus) wird **Noradrenalin** ausgeschüttet, das wir für Wachheit und Aufmerksamkeit benötigen. Das Herz-Kreislauf-System wird durch den Botenstoff **Adrenalin,** das in den sympathischen Ganglien gebildet wird, aktiviert, d.h., Blutdruck, Herz- und Atemfrequenz steigen an, Pupillen und Bronchien erweitern sich und die Magen-Darm-Tätigkeit wird gehemmt.

Die **HHNA-Achse** wird bei auftretendem Stress in Gehirn und Körper aktiviert; es werden Stresshormone ausgeschüttet, die dazu dienen, den Menschen in Alarmbereitschaft zu versetzen und vor einer auftretenden Gefahr zu schützen. Der **Hypothalamus** dient dabei als **Steuerungszentrale** für die Produktion des Stresshormons CRH und die Modulation von Cortisol mit der Nebennierenrinde.

Im **Hypophysen-Vorderlappen** wird CRH zu ACTH (Adrenokortikotropes Hormon) umgewandelt.

Die Nebenniere besteht aus Nebennierenrinde und Nebennierenmark. In der **Nebennierenrinde** wird das ACTH zu **Cortisol** umgewandelt und je nach Stärke des Stresses ausgeschüttet; es gelangt in den Blutkreislauf. Cortisol wirkt stark entzündungshemmend und bremst eine überschießende Reaktion des Immunsystems. Cortisol gehört biochemisch gesehen zu den sogenannten **Glukokortikoiden**, deren Aufgabe es ist, den Blutzuckerspiegel zu erhöhen, da bei akutem Stress (Flucht oder Kampf) viel Blutzucker (Glukose) verbraucht wird.

Gleichzeitig werden im **Nebennierenmark** das Stresshormon **Adrenalin** zur Aufrechterhaltung des Kreislaufs in Stresssituationen und das Körperhormon **Noradrenalin** ausgeschüttet, das dem Fluchtreflex dient.

Bei der Stressregulation wird im Hypothalamus die benötigte Cortisolmenge gemessen, was zu einer optimalen Regulation der ausgeschütteten Stress-Botenstoffe führt. Der Kreislauf des ausgeklügelten Stresssystems schließt sich.

Das komplexe **Immunsystem** ist unser Abwehrsystem, das uns in vielfältiger Weise vor schädlichen Erregern oder fehlerhaft geteilten Zellen schützt, die von ihm erkannt und wieder eliminiert werden. Bei chronischem Stress wird unser Immunsystem geschwächt, wir werden krankheitsanfällig.

Bei **akutem Stress** verstärkt unser Immunsystem die körpereigenen Abwehrmechanismen und ist in der Lage, Schädigungen des Gewebes schnell zu heilen. Die Ausschüttung der Stresshormone nimmt zu, während die Produktion von Abwehrzellen sinkt, wodurch wir für Krankheitskeime anfälliger werden, die uns im entspannten Zustand nichts anhaben können.

Was geschieht, wenn der Stress nicht mehr gebremst bzw. nicht mehr reguliert werden kann?

Dauerstress tritt in den Industrieländern am häufigsten durch Arbeitsdruck und -überlastung auf. Eine der bekanntesten Folgen davon ist das Burn-out-Syndrom. Dieser Stress wirkt sich laut Robert Sapolsky (1998) schädigend auf das menschliche Nervensystem aus – im Gegensatz zu Säugetieren in der Wildnis, die im Durchschnitt täglich eine kurzfristige existenzielle Stressreaktion haben und kurz darauf wieder friedlich beruhigt äsen.

Lebensbedrohlichen Dauerstress erleben Kriegssoldaten in permanenter Lebensgefahr über Monate – mit den Folgen einer Komplexen Posttraumatischen Belastungsstörung – oder Menschen, die in der Kindheit extremer Gewalt ausgesetzt waren. Existenziellen Stress erleben Flüchtlinge, die meist traumatisiert in eine unbekannte Umgebung ohne Sicherheiten flüchten.

Das Stresssystem wird überlastet, die hohe Cortisol-Ausschüttung kann nicht mehr gebremst werden, was auf Dauer zu einer **Erschöpfung der Nebennieren** führt. Eine chronische Schwächung der Nebenniere findet man in der Funktionsstörung der **Schilddrüse**. Sie ist eines der Zielorgane bei anhaltendem Stress. Wenn die Nebennieren erschöpft sind, kann nicht mehr ausreichend Cortisol produziert werden. Dies führt zu einem rapiden Abfall des Cortisolspiegels, wodurch wiederum die Stressregulation nicht mehr erfolgen kann. Negative Auswirkungen sind Gedächtnisstörungen und andere kognitive Funktionsstörungen.

Jahrelanger Arbeitsdruck im Büro kann zu chronischen Stresserkrankungen führen. Durch Untersuchungen wie die **Herzratenvariabilitäts-Messung** (HRV) können chronische Stresserkrankungen, z.B. ein Burn-out-Syndrom, frühzeitig erkannt werden. Studien zu Stress zeigen: Wenn wir während des Tages zwei bis drei Pausen von jeweils 20 Minuten einlegen, kann sich unser Nervensystem optimal regenerieren, ohne dass wir bleibende Schädigungen davontragen.

Zu **chronischem Stress** kommt es ebenfalls dann, wenn der Mensch wiederholt traumatischen Lebenserfahrungen (Retraumatisierungen), Dauerüberlastung in der Arbeit, psychisch anhaltenden Krisen usw. ausgesetzt ist. Neuroimmunologisch gesehen, hat er Krankheitserregern wie Viren oder Bakterien gegenüber keine ausreichende Abwehr mehr. Die Anzahl und Aktivität natürlicher Killerzellen, die entartete Zellen wie etwa Krebszellen zerstören, nehmen ab.

5.3.2 Stresseskalation im Gehirn

Was geschieht nun, wenn extremer Dauerstress (permanente Lebensgefahr), beispielsweise durch Krieg an der Front, massives Mobbing oder frühkindliche Vernachlässigung, eingetreten ist und längere Zeit nicht abklingt? Neurobiologisch gesehen kommt es dabei zu einer Überlastung des stresshemmenden Rückkoppelungssystems und damit zu einer **Fehlregulation** im Gehirn, die sich auf das gesamte Nervensystem auswirkt. Immer mehr Cortisol wird unkontrolliert ausgeschüttet und kann nicht mehr moduliert werden. In der Folge führt dies dazu, dass die Nebennieren erschöpft werden und dadurch nicht mehr in der Lage sind, ausreichend Cortisol zu synthetisieren. Der Stress kann nicht mehr gebremst und kontrolliert werden, das Stresssystem gerät außer Kontrolle. Der Mensch wird krank und leidet in der Folge an Schlaflosigkeit, Unruhe, massiven Konzentrationsstörungen, Depression, Angststörungen, Dissoziationsstörungen, psychosomatischen Erkrankungen des Immun- und Verdauungssystems usw.

Dauerstress im Körper führt ebenfalls häufig zu Entzündungsreaktionen und ist dadurch ein wesentlicher Prädiktor für Schmerz, der wiederum zu chronischem Schmerz werden kann.

Van der Kolk (2016, S. 67) schreibt in seinem Buch „Verkörperte Schrecken" dazu:

> „Traumata wirken sich auf den ganzen menschlichen Organismus aus – auf Körper, Geist und Gehirn. Bei Bestehen einer PTBS verteidigt sich der Körper weiter gegen eine Bedrohung, die längst nicht mehr besteht. Um von einer PTBS geheilt zu werden, muss man in die Lage versetzt werden, diese anhaltende stressbedingte Mobilisierung zu beenden und den ganzen Organismus wieder in den für eine sichere Situation typischen Zustand zu versetzen."

5.4 Feststellung der Belastungsstärke (SUD, Farbskala)

Der **SUD-Wert** (= Subjective Units of Distress) nach Wolpe (1969) hilft bei der subjektiven Bestimmung der Belastung im Körper. Die Selbsteinschätzung erfolgt auf einer 11-stufigen Skala, die von 0 (keine spürbare Belastung) bis 10 (maximal spürbare Belastung) reicht.

In der Praxis kommt es nicht selten vor, dass der SUD-Wert während einer Traumaverarbeitung geringer wird und dann unerwartet gegen Ende einer Sitzung unerwartet hoch ansteigt. Man sollte davon ausgehen, dass es im Traumaspektrum eines Menschen nicht nur einen SUD-Wert gibt, sondern verschiedene. Wenn beispielsweise bei einer Kl., die unter einer generalisierten Angststörung leidet, eine belastende Situation aus der Kindheit auftaucht, welche bearbeitet wird und die kurz vor Ende einer Sitzung aufgelöst wird, kann es vorkommen, dass ein neues, unbewältigtes Thema aus einer anderen Situation hochkommt. Dies bedeutet, dass es sich hier um einen weiteren SUD-Wert handelt.

Wie wir aus der Neurowissenschaft wissen, ist unser Gehirn immer auf Homöostase und Sicherheit ausgerichtet. Leider hält es sich nicht an geplante Therapie-Sitzungszeiten. Für eine Kl. stellt es sich lediglich so dar, dass der gefühlte Stress im Körper plötzlich wiederkehrt, so als würde alles wieder in den alten Zustand zurückgehen.

Wenn wir Kl. aber darüber informieren, dass es für jeden einzelnen Stressmarker im Gehirn sozusagen einen eigenen SUD-Wert gibt, können wir ihnen verständlich machen, dass so ein unerwartet wiederkehrender Stress höchstwahrscheinlich mit einem neuen Traumathema zu tun hat, das sich zur weiteren Verarbeitung ankündigt und das wir in der nächsten Therapiesitzung bearbeiten können. In so einem Fall verwenden wir den **Körperressourcen-Scan**, der wenig Zeit in Anspruch nimmt. Wir können dadurch die Sitzung sorgsam beenden, da die Kl. wieder in einen beruhigteren Zustand kommt.

Meiner Erfahrung nach laufen emotionale Verarbeitungsprozesse grundsätzlich in Wellen ab. Es ist für Kl. unterstützend, wenn wir sie darüber während eines solchen Vorganges informieren.

Aus oben beschriebenen Grundzusammenhängen empfiehlt es sich, den **SUD-Messwert nur bei Bedarf** einzusetzen, weil er sich in der Praxis mit Menschen, die unter einer PTBS leiden, aus beschriebenen Gründen manchmal als wenig vorteilhaft erweist.

Abb. 5: Farbskala zur Validierung von Stress oder Schmerz

Eine andere, vielversprechende Variante der Validierung von Stress oder Schmerz ist die Verwendung einer analogen, fließenden Farbskala, die von Grün über Gelb und Orange bis Rot reicht (vgl. Abb. 5). Der Vorteil dieser Skala zur Visualisierung von Stress- oder Schmerzstärke liegt darin, dass sich das Farbenerkennen im rechtshemisphärischen, nicht kognitiven Teil des Gehirns befindet und demnach stärker der Intuition unterliegt. Im sprichwörtlichen Sinne sagen wir im Alltag zur Einschätzung metaphorisch: „Alles im grünen Bereich" oder „Ich bekomme einen roten Hals". Farben sind uns geläufiger als Rating-Zahlen und sind insbesondere bei therapeutisch intensiven Prozessen einfacher in der Handhabung.

5.5 Die Nutzung des autonomen Nervensystems mit Traumafokus (Polyvagaltheorie nach Stephen Porges) – Neurozeption

Das autonome Nervensystem (ANS), auch vegetatives Nervensystem genannt, verläuft hierarchisch absteigend vom Kopf bis zu den unteren Eingeweiden, hat sich stammesgeschichtlich entwickelt und ist in drei Subsysteme unterteilt. Diese drei neuronalen Kreisläufe werden nach Stephen Porges (2010) als **Neurozeption** bezeichnet und sind verbunden mit:

- dem SES (engl. „**Social Engagement System**"), also der sozialen Bindung und Kommunikation; dazu gehören unter anderem der Gesichtsausdruck, der Klang der Stimme (Prosodie), die Mimik und das Zuhören;
- der **Mobilisation**, die mit Kampf- und Fluchtverhalten verbunden ist (Angst, Wut und Aggression);
- der **Immobilisation**, wie das Sich-Totstellen, eine vasovagale (Minderdurchblutung des Gehirns) kurzzeitige Bewusstlosigkeit oder emotionales und physiologisches Abschalten. In der Diagnostik entspricht die durch eine Gefahr entstandene Immobilisation einem Erstarren oder dissoziativen Zustand.

5.5.1 Social Engagement System

Im Kopfbereich befindet sich unser **soziales Kommunikationssystem** (der dazugehörige Teil des vegetativen Nervensystems wird als myelinisierter Vagus bezeichnet).

Dieses Kommunikationssystem wird gesteuert durch Augenkontakt, das Wahrnehmen der Mimik, den stimmlichen Ausdruck, das Zuhören sowie eine regelmäßige Atmung. Es aktiviert nach Porges (2010) den sogenannten myelinisierten ventralen Vagusnerv, der auch „kluger" Vagus genannt wird. Dieser entspringt dem Nucleus ambiguus im Hirnstamm und signalisiert unserem Nervensystem: „Die Umgebung ist sicher."

5.5.2 Mobilisation

Im Brustbereich liegen unsere **Flucht- und Kampfakteure** bei Gefahr (Aktivierung des sympathischen Nervensystems, rascher Herzschlag, beschleunigte Atmung, Vergrößerung des Lungenvolumens).

Was geschieht mit uns, wenn die Umgebung nicht mehr als sicher eingestuft wird, wir unsicher werden oder uns sogar bedroht fühlen? Nun schaltet das autonome Nervensystem vom myelinisierten ventralen Vagus auf das sympathische Nervensystem um. Unser Herz beginnt schneller zu schlagen, die Atmung beschleunigt sich, der Blutdruck steigt, es tritt Angst auf und der unmittelbare **Fluchtreflex** tritt ein.

Beispiel für das Umschalten unseres Nervensystems auf Fluchtreflex
Ein Wildschwein läuft im offenen Naturpark auf jemanden zu, der nach einer Schrecksekunde das Weite sucht und sich gerade noch rechtzeitig in Sicherheit bringen kann. Wieder in Sicherheit, entspannt und beruhigt sich die vom Wildschwein attackierte Person bald wieder.

Adaptive Verhaltensweisen haben sich in uns stammesgeschichtlich entwickelt und ermöglichen es unserem Nervensystem, automatisch und reflexartig auf Gefahr zu reagieren.

Was geschieht in unserem Gehirn, wenn wir nicht mehr weglaufen können? Das sympathische Nervensystem schaltet blitzschnell auf **Kampf und Verteidigung** um, Adrenalin wird vermehrt ausgeschüttet.

Beispiel für das Umschalten auf Kampf und Verteidigung
Dies ist beispielsweise der Fall, wenn ein Hirtenhund im Gebirge auf eine Wandergruppe in freiem Gelände bellend losrennt und einer der Wanderer mit seinem erhobenen Wanderstock ein paar Schritte laut schreiend auf den Hund zugeht und ihn erfolgreich in die Flucht schlägt. Kaum ist diese Gefahr gebannt, geht die Wandergruppe, deren Umgebung wieder sicher ist, weiter.

Das sympathische Nervensystem schaltet automatisch wieder auf „Umgebung ist sicher" um und aktiviert den myelinisierten ventralen Vagus.

5.5.3 Immobilisation

Im Bauchbereich liegen unsere **Erstarrungsmechanismen bei Lebensgefahr** (unmyelinisierter Vagus, Darmtätigkeit). Was geschieht, wenn Flucht sowie Kampf zwecklos sind? Dies registriert unser autonomes Nervensystem ebenso genau. So ist es in der Lage, bei Lebensgefahr vom Sympathikus auf den phylogenetisch ältesten Zweig des Nervensystems umzuschalten, nämlich den unmyelinisierten dorsalen Vagus, der seinen Ursprungszweig im Hirnstamm, im sogenannten Nucleus vagalis dorsalis, hat. Dieser Teil des Vaguskomplexes wird dann aktiviert, wenn ein Mensch in Lebensgefahr gerät und ein Erstarrungszustand oder **Totstellreflex** eintritt. Der Darm entleert sich plötzlich. Daran erinnert sprichwörtlich: „sich vor Angst in die Hose machen“.

Beispiel einer lebensbedrohlichen Gefahr
Dies ist beispielsweise dann der Fall, wenn ein Bankräuber eine Bank überfällt, die Angestellte am Geldschalter mit einer Waffe bedroht und sie zur Herausgabe von Bargeld zwingt.
Durch das autonome Nervensystem wird ein lebensrettender Mechanismus ausgelöst, welcher bewirkt, dass die Angestellte sich vor Schreck gelähmt nicht mehr bewegen kann und die Anweisungen des Täters willenlos ausführt, bis dieser die Filiale fluchtartig verlassen hat. Menschen in unmittelbarer Lebensgefahr können nicht mehr fliehen, aus Angst, dass der Täter auf die Fliehenden schießt.

Unser Nervensystem ist adaptiv und darauf ausgerichtet, unser Überleben zu sichern, ohne dass wir größeren Schaden erleiden.

Teil II:
Anwendung von Traumafokus in der psychotherapeutischen Praxis

6 Vorgehensweise in der Traumafokus-Therapie

6.1 Vorbereitung einer Traumatherapie-Sitzung

Kurz bevor eine Sitzung mit einer Klientin beginnt, nimmt die Therapeutin eine ruhige, auf die Kl. **fokussierte, aufmerksame Haltung** ein, um sich auf das Thema der Kl. einzustellen, ihr **limbisch zuzuhören** (Pacing), um herauszuhören und zu bestätigen, was **Anlass und Ziel der Kl.** ist, eine psychotherapeutische Behandlung in Anspruch zu nehmen. Es kann sein, dass Wunsch und Ziel der Therapie sich erst im Laufe der ersten Therapiesitzung entwickeln (siehe Kap. 6.3).

Die Th. beachtet ab Beginn des Eingangsgesprächs **die häufigsten Blickrichtungen (Augenfokusse)**, während die Kl. über Stress spricht, sowie die **Änderung des Atemmusters**, während die Kl. über Stress spricht. Dies sind wichtige Indikatoren, die in jeder Traumafokus-Sitzung prozessual relevant sind. Es ist besser für den Prozess, die Klientin damit beginnen zu lassen, als ihr als Erstes Fragen zu ihren Daten und zu ihrer Anamnese zu stellen.

6.2 Einstieg ins Thema

Die Th. kann die Kl. zu Beginn einer Sitzung fragen: „Was führt Sie her?" Solche kurzen und direkten Einstiege sagen über die Th., dass sie bereit ist, und unterstützen eine Kl. darin, von Anbeginn an im Zentrum zu stehen und die volle Aufmerksamkeit zu bekommen.

Es empfiehlt sich, dass Kl. ohne Umschweife auf ihr Thema fokussierend zu erzählen beginnen, während wir als Th. in einer beobachtend-wahrnehmenden Haltung bleiben, die Allan Schore (1994) als Verbindung der beiden rechten Gehirnhemisphären (engl. „right-brain to right-brain") zwischen Th. und Kl. beschreibt (siehe Kap. 4.3). Die Kl. fühlt sich dadurch auf einer unbewussten Ebene innerlich wahrgenommen und kann sich dabei auf sich selbst konzentrieren. Aufgrund der limbisch-therapeutischen Haltung der Th. (siehe Kap. 4) offenbart bzw. beschreibt die Kl. den Kern ihres Anliegens ohne Umschweife.

Aus dem folgenden **therapeutischen Fragen-Pool** können kontextbezogen Items ausgewählt werden (unverbindliche Anregungen):

a) bei chronischen Traumata

- „Seit wann besteht das Trauma?"
  Bei detaillierten zeitlichen Angaben vonseiten der Kl. (z. B. „seit 16 Jahren") weitere Frage: „Was war in Ihrem Leben vor 18 Jahren?" Häufig berichten Kl. von belastenden Ereignissen, deren Auswirkungen sich ein bis zwei Jahre später abzeichneten.
- „Was ist seitdem anders als vor den ‚Belastungen XY' vor 18 Jahren?"

b) bei akuten Belastungsstörungen (Überfall, Einbruch, Raub usw.)

- Es ist für Kl. retraumatisierend, über eine lebensbedrohliche akute Belastung zu sprechen. Daher sollten sich Th. über die veränderte Gegenwart mit all ihren Auswirkungen informieren lassen – über folgende Frage: „Was ist heute anders als vor dem Überfall ... usw.?"

c) bei chronischen Schmerzen

- Schmerzanamnese mit Körperschema verwenden (siehe Anhang A)
- „Wo im Körper haben Sie die Schmerzen? Können Sie diese bitte auf dem Schema einzeichnen?"
- „Seit wann bestehen diese Schmerzen?" (Datum/Jahr eintragen)
- „Was war in Ihrem Lebensalltag anders, bevor diese Schmerzen dauerhaft aufgetreten sind?"
- „Haben Sie schmerzhafte Erfahrungen in Ihrem Leben gemacht?"
- „Wie wirkt sich der gegenwärtige Schmerz auf Ihren Lebensalltag aus?"

6.3 Bestimmung des Ausgangsthemas – Auftragsklärung: Wünsche und Ziele für die Therapie/jede Sitzung

In Traumafokus, wie beispielsweise auch in der hypnosystemischen Methode von Gunther Schmidt, erkundigt sich die Therapeutin im Laufe der ersten Behandlungssitzung nach dem Wunsch der Klientin bzw. nach dem Ziel, das sie in der Sitzung erreichen möchte. Es gibt dazu natürlich verschiedene **Einstiegsmöglichkeiten**, wie etwa:

- „Worüber möchten Sie mit mir sprechen?"
- „Was möchten Sie mir anvertrauen?"
- „Was möchten Sie mich zu Beginn wissen lassen?"
- „Ist es Ihnen recht, wenn ich nicht gleich Schlussfolgerungen daraus ziehe, was Sie mir anvertrauen?"
- „Sie sagen mir, dass Sie unter einer bipolaren Störung leiden. Wären Sie bereit, mir in eigenen Worten zu schildern, wie sich Ihr Leiden im Alltag äußert?"

- „Nachdem Sie mir einiges Persönliches anvertraut haben, möchte ich fragen: Was wäre denn Ihr Ziel oder Wunsch für diese heutige Sitzung (oder bei Therapiebeginn: für die psychotherapeutische Behandlung)?"
- „Worauf möchten Sie in dieser Sitzung gerne fokussieren?"

Die Praxis einer **fokussierenden, prozessualen Psychotherapie** zeigt eindrucksvoll, dass eine psychotherapeutische Einzelbehandlung dadurch eine erkennbar kürzere Laufzeit hat, was letztendlich allen zugutekommt.

Erfahrungsgemäß stellt sich eine Kl. in diesem Moment darauf ein, worauf sie aktiv ihren Fokus richten möchte, anstatt auf Hilfsangebote der Th. zu warten.

Zu Beginn einer Psychotherapie kläre ich das Anliegen mit Menschen, die in Behandlung kommen, genau ab, sogar dann, wenn der Anlass relativ gut umrissen ist, beispielsweise, wenn eine Kl. mir in wenigen Minuten zusammengefasst Folgendes anvertraut:

Beispiel einer belastenden Erfahrung

Kl.: Meine Mutter, die ich jahrelang pflegte, ist vor zwei Jahren an Krebs gestorben. Mein Freund ist im vergangenen Jahr aus unserer Wohnung ausgezogen, weil er eine andere Frau kennengelernt hat. Und in diesem Sommer musste meine Katze eingeschläfert werden, die seit der Geburt meines siebzehnjährigen Sohnes bei mir lebte. Ich leide unter Schlafstörungen, war bis zum letzten Jahr ein zufriedener, fröhlicher Mensch und bin seitdem niedergeschlagen, weine abends oft. Ich kenne so einen Zustand nicht.

[Die Kl. atmet schwer.]

Der Arzt sagte, ich habe eine Depression. Er verabreichte mir seit einigen Monaten verschiedene Medikamente, die mir aber nicht helfen. Und jetzt wirft mir mein Sohn vor, ich sei immer schlecht gelaunt, und sagte mir ins Gesicht, er halte das alles nicht mehr aus.

Zum **Abschluss** einer jeden Sitzung ist es lohnenswert, der Kl. Zeit zu geben, um das eben neu Verarbeitete kognitiv einordnen zu können, um das Erlebte besser zu realisieren und zu verankern, was sich auf die Nachhaltigkeit eines seelischen Heilungsprozesses günstig auswirkt. Die Fragestellung dazu vonseiten der Th. kann lauten: „Nehmen Sie die Veränderung, die entstanden ist, im Körper wahr. Wo im Körper spüren Sie das?" Dieser Vorgang wird in Traumafokus als **Entwicklungsfokus** bezeichnet (Näheres dazu siehe in Kap. 6.5).

Zu **Beginn einer Folgesitzung** kann es diagnostisch und prognostisch wertvoll sein, die Kl. nach den Erfahrungen zu Hause mit dem Entwicklungsfokus zwischen den Sitzungen zu fragen: „Wie ist es Ihnen mit dem Entwicklungsfokus gegangen?" Die Frage zielt auf den Prozess zwischen einzelnen Therapiesitzungen ab und fördert auf Dauer die Nachhaltigkeit der Behandlung.

6.4 Unbewusste Augenpositionen (Augenfokusse)

Wir können beobachten, dass ein Mensch, während er spricht, nachdenkt, Schmerz empfindet, rechnet oder nach einem Wort sucht, immer unsystematisch individuelle Augenpositionen im Gesichtsfeld hat, die vermutlich mit abgerufenen Erinnerungsspeichern im Gehirn zu tun haben. Wichtig für den therapeutischen Prozess ist es, diese wenigen spontan auftretenden Augenpositionen zu registrieren und zu beobachten. Wir nennen solche Augenpositionen **Augenfokusse oder (einzeln) Augenfokus** (zur Definition siehe Kap. 8.1).

Auch wenn wir nicht explizit wissen, was in einer Klientin genau vor sich geht, zeigt es sich als therapeutisch wirksam, wenn wir kontinuierlich ihre Augenfokusse beobachten. Wie schon in Kap. 4.1 beschrieben, sind um die Augen herum **Muskelgruppen für unsere Mimik** vorhanden (vgl. Abb. 1 auf S. 45). Es dürfte der Fall sein, dass sich jemand gut wahrgenommen fühlt, wenn wir als Th. unsere Wahrnehmung auf den Augenfokus der Kl. richten. Dieser therapeutisch bewusste Vorgang wird verblüffenderweise von Kl. unbewusst registriert, was dann dazu führt, dass diese während der Therapie bestimmte Augenpositionen automatisch konstant beibehalten, ohne darauf aufmerksam gemacht zu werden.

In Traumafokus wird diese Technik **impliziter Augenfokus** genannt (Näheres zu dieser Technik siehe Kap. 8.2).

Beispiel: Auszug aus einer Therapiesequenz – Therapeutischer Nutzen der Augenposition

Anmerkung: Wichtige Prinzipien sind im Fallbeispiel fett markiert, Kommentare sind in eckige Klammern gesetzt.

Th.: Frau Brunner, Sie haben mir anvertraut, dass Sie in den letzten Jahren und Monaten hintereinander verschiedene belastende Verlusterfahrungen gemacht haben, die Ihr Leben verändert haben.

Kl.: Ja, genau so ist es. Und ich komme aus dieser Sackgasse nicht heraus.

Th.: Was wäre denn Ihr Wunsch oder Ihr Ziel für die Therapie?

Kl.: [**Augenfokus geht nach links unten neben das Tischchen, das zwischen uns steht.**] Mein Wunsch wäre, dass ich wieder gut schlafen kann. In meinem Leben hatte ich nie solche Schlafprobleme. [Pause] Ich gelte in meiner Familie als Stehaufmännchen, das andere gut aufrichten kann. Ich komme aus einer jüdischen Familie. [**Augenfokus wechselt nach rechts in Augenhöhe zur Wand.**] Meine Eltern und Großeltern konnten während des Zweiten Weltkrieges aus Wien auf abenteuerliche Weise nach Argentinien fliehen und mussten ihre Angehörigen zurücklassen, von denen niemand das Konzentrationslager überlebt hat. Meine beiden Brüder und meine Eltern leben heute in Basel.Wir sind eine sehr stolze und zufriedene Familie, es ging uns immer gut und wir sind für das schöne Leben und das Glück, das wir hatten und heute haben, sehr dankbar. Dem Leid, das durch den Zweiten Weltkrieg über das jüdische Volk gekommen ist, ist meine Familie wie durch ein Wunder entronnen, und unser Zusammenhalt ist bis heute stark. [Ihre Stimme ist fester geworden und ein Lächeln breitet sich in ihrem Gesicht aus.]

Th.: Frau Brunner, Ihre Vorfahren haben viel durchgemacht und den Zweiten Weltkrieg überlebt, und ich entnehme Ihren persönlichen Worten, wie dankbar Sie dem Leben gegenüber heute sind.

Kl.: [**Augenfokus geht wieder nach links unten neben das Tischchen.**] Ja, so ist es, und wissen Sie, ich habe eigentlich kein Recht dazu, traurig zu sein. Mein Mann, der mich verlassen hat, war auf den Zusammenhalt in meiner Familie immer eifersüchtig. Das war oft nicht leicht für mich, aber die Güte und Liebe meiner Mutter, die ich bis zu ihrem Tod pflegte, gab mir Kraft und Halt. Wissen Sie, Mama bleibt mir immer in guter Erinnerung. Mein Großvater, der in Argentinien starb, sagte einmal zu uns beim Tischgebet: *Jeder hat seine eigene Lebensuhr, die wie ein Herzschlag ist. Man kann auf ihn hören, wenn er laut und schnell wird, ihn spüren und ihn wieder beruhigen.* Ich habe seine Worte bis heute nicht vergessen. Sie geben mir ein warmes Gefühl in der Brust und im Bauch.

Th: Spüren Sie das warme Gefühl in Ihrem Bauch, wie es sich gerade anfühlt.

Kl.: [**Augenfokus geht geradeaus nach unten vor ihren Füßen.**] [Nickt lächelnd]

Th.: Erlauben Sie sich noch für einen Augenblick, Ihre Blickrichtung vor Ihre Füße beizubehalten und das warme Gefühl in Ihrem Bauch wahrzunehmen.

Es ist offensichtlich, welch gute Ressourcen diese fünfzigjährige Frau in sich trägt, involviert durch ein generatives Trauma, dem zum Trotz sie durch ein achtsames Leben Sinn im Leben gefunden hat. Wir arbeiteten weiter mit den in der Sitzung aufgetretenen körperlichen Ressourcen und passenden Augenfokussen. Nach 2–3 Sitzungen berichtete die Kl., dass sie von da an wieder durchschlafen konnte. Um eine Nachhaltigkeit dieser Art erreichen zu können, verwenden wir in Traumafokus den sogenannten **Entwicklungsfokus**, auf den im anschließenden Kapitel näher eingegangen wird.

6.5 Der Entwicklungsfokus – Nachhaltigkeit bei Traumafokus

Eine Herausforderung in der Therapie mit traumatisierten Kl. besteht darin, am Ende einer gut verlaufenen Sitzung Nachhaltigkeit zu erzeugen.

Die neurowissenschaftlichen Entdeckungen des kanadischen Psychobiologen **Donald Hebb** geben dazu wertvolle Hinweise. Hebb hat 1949 die Regel entworfen, dass „Nervenzellen, die gleichzeitig feuern, Netzwerke schaffen" (engl. „cells that fire together wire together"). So fing ich eines Tages damit an, Folgendes auszuprobieren: Wenn Klientinnen das positiv entstandene Körpererleben am Ende einer Sitzung zu Hause häufig für einige Sekunden vergegenwärtigen, wiederholen und dabei den passenden Augenfokus verwenden, kann die in der Sitzung entstandene körperliche Beruhigung über längere Zeit erhalten bleiben. Über Jahre experimentierte ich empirisch an der Entwicklung eines Nachhaltigkeitstrainings für Klientinnen zwischen Therapiesitzungen und entdeckte einen Zugang für eine erfolgreiche Nachhaltigkeit des Wohlbefindens, den wir **Entwicklungsfokus** nennen.

Wenn Klientinnen **10- bis 15-mal täglich** (entspricht etwa einem Mal pro 30 Min.) **für etwa 20 Sekunden** die entstandene körperlich-emotionale Beruhigung mit einem dafür passenden Augenfokus zu Hause trainieren, können sich Traumata erfahrungsgemäß nachhaltiger und besser auflösen. Eine freundliche innere Haltung, gekoppelt mit einer langsamen, ruhigen Atmung fördert eine anhaltende Beruhigung im Nervensystem der Klientin.

Beispiel für das Finden eines Entwickungsfokus
Am Ende unserer Sitzung greift die Th. den positiv veränderten Felt Sense etwa im Sinne eines angenehm gewordenen, befreiten Körpergefühls auf. Wir können diesen neu entstandenen Felt Sense als nachhaltige Konsolidierung im Gehirn nach einer intensiven Traumasitzung insofern nützen, als

dass Klientinnen mithilfe einer therapeutischen Intervention das angenehme Gefühl mit einer bewusst gefundenen Augenposition koppeln:

Kl.: Ich spüre **ein befreites Gefühl in der Brustmitte** hier [zeigt drauf].

Th.: [im Wortlaut der Klientin] Spüren Sie **dieses befreite Gefühl in der Brustmitte**, das Sie frei atmen lässt. Finden Sie nun mit Ihren Augen im Raum eine Augenposition, die mit diesem Körpergefühl einhergeht. Wollen Sie das ausprobieren?

Das Wiederholen von positiven Veränderungen vonseiten der Th. und das Vergegenwärtigen-Lassen unterstützt das Realisieren von neuen Veränderungen bei der Kl. In relativ kurzer Zeit entdeckt die Klientin eine beruhigende, angenehme Augenposition, die sie zu Hause oder im Alltag öfter am Tag abrufen kann, um im Gehirn neue Verbindungen zu schaffen (vgl. dazu Hebb, 1949).

Die Praxis zeigt, dass die Therapien dadurch kürzer werden, da die Nachhaltigkeit zunimmt.

Fortsetzung des Fallbeispiels

Im Fall unserer Klientin greife ich ihre letzten Worte „ein warmes Gefühl in der Brust und im Bauch“ spiegelnd auf, indem ich zu ihr sage:

Th.: Spüren Sie, wie sich dieses warme Gefühl in der Brust und im Bauch anfühlt – und vergegenwärtigen Sie sich das für einen Moment.

Anschließend lasse ich sie eine Augenposition finden, die mit diesem Körperempfinden verbunden ist und in der sie für kurze Zeit verweilen kann.

Jede Klientin erhält dieselbe Information in der Verwendung des Entwicklungsfokus. Nach einer Traumafokus-Sitzung ist darauf zu achten, dass infolge der Nachregulation des Gehirnes (Dauer von 90 bis 120 Min. danach) Kl. vor anschließenden Aktivitäten, wie einer längeren Autofahrt oder einem Meeting, einen Spaziergang machen oder eine Trinkpause einlegen sollten. Für Körper und Gehirn einer Kl. ist es von Vorteil und ebenso nachhaltiger, wenn sie nicht kurz nach einer Therapiesitzung wieder auf „Denkbetrieb“ umschalten muss.

6.6 Die Geschichte und Bedeutung des „Felt Sense" in der Traumaverarbeitung

Der Begriff „Felt Sense" (dt. „gefühlter Sinn") wurde vom amerikanischen Psychologen Eugene T. Gendlin 1978 in der von ihm entwickelten **Focusing-Therapie** geprägt. Eine der wichtigsten Erkenntnisse von Gendlin liegt darin, dass nicht die Therapeutin die eigentliche Arbeit leistet, sondern die Klientin. Gendlins radikale, unnarzisstische Haltung wird heute mehr denn je bestätigt. Nicht die Th. sind es, die Kl. heilen, es sind die Kl. selbst, die Veränderungen in der Gehirnaktivität hervorrufen, die in der Folge zu Stressabbau, innerer Beruhigung und Regulation im zentralen und peripheren Nervensystem führen.

Die Focusing-Methode Gendlins entstand in einer Zeit des Aufkommens der humanistischen Therapien, wie der Primärtherapie nach Arthur Janov, der Gestalttherapie nach Frederick Perls, der Bioenergetik nach Alexander Lowen und weiteren Therapiemethoden, die das Ausdrücken von Emotionen und deren Ausagieren im Körper in den Vordergrund stellten. Gendlin (1998) wies darauf hin, dass die **Beobachtung feiner Körpersignale** an erster Stelle steht und Heilung über die sich verändernde Körperwahrnehmung während eines Therapieprozesses entsteht, und nicht wie angenommen durch das Ausdrücken und Verstärken von Emotionen und Affekten. Emotionsorientierte Methoden erzeugen Gendlin zufolge keine nachhaltige Veränderung seelischer Prozesse. Er wurde damals mit seinem Postulat vom Selbsterfahrungs-Mainstream überholt und geriet für Jahrzehnte in Vergessenheit.

Im 21. Jahrhundert wurden seine Thesen und Erkenntnisse von der Neurowissenschaft und von körperorientierten Psychotherapie-Methoden vielseitig bestätigt, insbesondere von Allan Schore (2003), Pat Ogden (2010), Stephen Porges (2017) und Bonnie Badenoch (2018).

Das primäre Feedback auf einen Reiz erfolgt durch eine Wahrnehmung im Körper, die über die somatosensiblen Bahnen zum Gehirn ins limbische System gelangt und dort sekundär emotional bewertet wird. Mit anderen Worten werden Wahrnehmungen erst in der Folge vom Menschen emotional-affektiv bewertet.

Was ist ein Felt Sense?

Ein Felt Sense beschreibt eine Stelle im Körper, die durch einen Sinnesreiz über das Sehen, Tasten, Hören, Riechen oder Schmecken entsteht und zu einem Sinneseindruck wird. Der Felt Sense ist in Traumafokus der Ort der Verarbeitung von unverarbeiteten Prozessen in Körper und Gehirn.

Beispiel: Felt-Sense-Technik bei einer Migränepatientin

Die 38-jährige Angestellte Clara leidet seit über zehn Jahren an einer fachärztlich diagnostizierten Migräne und wurde bisher mit Tryptanen (Arzneistoffe zur Akutbehandlung der Migräne) ohne nachhaltigen Erfolg behandelt.

Aus einer ausführlichen Schmerzanamnese mit dem Körperschema (siehe Anhang A) geht hervor, dass eine Migräneattacke beispielsweise mit einem Ziehen über dem linken Ohr beginnt.

Th.: Können Sie sich eine Situation eines solchen Beginnes vergegenwärtigen, damit wir mit der Schmerzregulation arbeiten können?

Kl.: Ja, ich versuche es. [Pause] Jetzt spüre ich tatsächlich etwas hinter dem Ohr, ein Ziehen.

Th.: Okay, nehmen Sie dieses Ziehen hinter dem Ohr einfach wahr und atmen Sie währenddessen freundlich, ruhig und langsam. [Pause] Geht das so?

Kl.: [nickt]

Th.: Okay, lassen Sie nun alles auftauchen, was auftaucht, seien es Veränderungen im Körper [Pause] oder Gefühle [Pause] oder Erinnerungen oder Bilder. Was auch immer auftaucht, taucht auf.
[Die Th. gibt Zeit und öffnet dadurch den Raum für unbewusst auftauchende Phänomene.]

Die Vorgangsweise mit der **Traumafokus-Felt-Sense-Technik** eignet sich bei starken chronischen Schmerzen insbesondere im Kopfbereich: Die Kl. bekommt ihre Attacken wöchentlich und sie dauern gewöhnlich drei Tage an. Die Th. meint gegenüber der Kl., sie solle sich vergegenwärtigen, wie und wo im Körper (Kopf) eine Migräneattacke meistens beginnt. Die Kl. beschreibt das Wie und Wo ausführlich, sie atmet dabei und lenkt ihre Aufmerksamkeit bewusst auf die Atmung, während sie den Felt Sense lediglich peripher registriert, ohne die Aufmerksamkeit darauf zu lenken.

Zur **Schmerzanamnese** verwenden wir das **Körperschema** des standardisierten Schmerzfragebogens der deutschen Schmerzgesellschaft (2015) in abgeänderter Form. In dieses Schema werden auch vergangene Schmerzerfahrungen eingetragen (siehe Anhang A). Wir verwenden die biografische Schmerzanamnese weniger in Interviewform mit einem Abfragen von Daten als vielmehr als prozessuale Vorgangsweise.

> **Beispiel: Auszug aus einer Schmerzanamnese**
> Ich fragte eine Schmerzpatientin, die unter Fibromyalgie litt, beispielsweise: „Welche Schmerzerfahrungen haben Sie in Ihrem Leben gemacht?" Als Erstes kam in ihr eine Erinnerung hoch, wie sie mit sieben Jahren ihre jüngere Schwester an einem kalten Herbsttag beim Spielen an einem See in letzter Sekunde vor dem Ertrinkungstod rettete, indem sie ihr vollständig bekleidet in den kalten See nachsprang und dabei selbst beinahe ertrank. Beide erreichten unversehrt das Ufer. Die Klientin beschreibt das weitere Geschehen so: „Ich stand unter Schock, und als wir völlig durchnässt zu Hause ankamen, kam zu meiner Erleichterung die Mama aus dem Haus gelaufen und fing mit mir zu schreien an, schlug mir vor den Nachbarn ins Gesicht und auf den Rücken. Durch die unerwartete Reaktion der Mutter in meiner Not stand ich regungslos da und war wie gelähmt. Anschließend zerrte sie mich in den dunklen Keller und ich war dort stundenlang eingesperrt." Sie schaut mich an und meint: „Es war doch ein Unfall und ich war schutzlos ausgeliefert."

Wenn wir als Th. eine zuhörend-empfangende Haltung einnehmen für das, was Kl. aussprechen, anstelle ihnen anamnestische Fragen über Fragen zu stellen, können wir feststellen, dass auch während einer Anamnese biografisch gespeicherte traumatische Inhalte unmittelbar auftauchen und ad hoc durchgearbeitet werden können. Wir können zu einem späteren Zeitpunkt nach weiteren schmerzhaften Erinnerungen fragen.

Bei Klientinnen, die einen hohen Stresslevel aufweisen, führen wir zu Beginn einer Sitzung einen sogenannten **Körperressourcen-Scan** durch (vgl. dazu Kap. 7.1). Es handelt sich dabei um eine Technik, die eine erste Hinunterregulierung des gegenwärtigen hohen Stresslevels ermöglicht. Während eine Klientin von einer belastenden, bedrohlichen Situation oder zurückliegenden Erfahrung erzählt, können wir bei ihr bei aufmerksamer Beobachtung eine oder mehrere unwillkürliche Blickpositionen wahrnehmen (vgl. Grand, 2013). Es scheint so zu sein, dass der Mensch, wenn er über etwas spricht, nachdenkt, rechnet, nach einem Wort sucht oder einen Schmerz im Körper spürt usw., **Augenpositionen** aufweist, die Speicherareale im Gehirn abrufen. Wir können diese Erinnerungsspeicher therapeutisch erfolgreich nutzen. Sie führen uns quasi direkt ins Unterbewusstsein, ohne dass wir diesen Zugang aktiv herbeiführen, es geschieht implizit.

6.7 Die Geschichte und Bedeutung von Augenpositionen, indirekter Suggestion und Trance in der Traumaverarbeitung

Die therapeutische Arbeit mithilfe von **Hypnoseinduktion** mit den Augen geht zurück auf den französischen Neurologen Jean-Martin Charcot im 19. Jahrhundert, der die **Mesmer-Technik** als psychotherapeutische Methode der aktiven Tranceinduktion salonfähig machte. Bei der Mesmer-Technik wird eine Trance ohne Worte eingeleitet, indem der Hypnotiseur in geringem Abstand zum Körper der Kl. bestimmte Bahnen mit den Händen streicht, ohne die Klientin zu berühren. Die Mesmer-Technik (von Franz Anton Mesmer, 1734–1815) gilt als Vorläufer der Hypnosetechnik.

In den 1960er-Jahren entwickelte der amerikanische Psychiater, Psychologe und Psychotherapeut Milton Erickson die **indirekte Hypnose** mithilfe von indirekten Suggestionen, die unmittelbar auf das Unterbewusstsein einwirken. Er machte die Hypnose in der Psychotherapie wieder populär.

Ein Schüler von Erickson, der deutsche Arzt Gunther Schmidt, Psychotherapeut und Leiter der psychosomatischen und psychotherapeutischen sysTelios-Klinik in Siedelsbrunn in Deutschland, gilt als Pionier des **hypnosystemischen Modells** in der Psychotherapie. Eine der Grundannahmen seines Konzeptes ist es, dass eine Klientin, die leidvolle Erfahrungen im Leben mit sich trägt, die Fähigkeit für Lösungen in ihrem unwillkürlichen Erfahrungsrepertoire gespeichert hat. Die Therapie ist in der hypnosystemischen Arbeit ein Ritual der Aufmerksamkeitsfokussierung, bei welchem die Th. die Kl. in ihrer Eigenkompetenz unterstützt und die schlummernden Fähigkeiten für eine hilfreiche Entwicklung fördert. Diese Kompetenz, die Schmidt den Klientinnen zuschreibt, zeigt insbesondere seine implizite prozessbeobachtende Haltung, die eine hohe Wirksamkeit in der psychotherapeutischen Arbeit zur Folge hat. Schmidt (2004) versteht die Nutzung des „Problemgesprächs" als ein beziehungsstiftendes Ritual und verweist damit auf die unterstützende Wirkungsweise der therapeutischen Beziehung.

In vielen Beobachtungen habe ich festgestellt, dass es zu jedem Felt Sense eine unwillkürlich-spontane Augenposition (= Augenfokus) gibt, welche wir für die Verarbeitung psychisch-physischer Prozesse verwenden. Der Unterschied zwischen einem Felt Sense und einem Augenfokus liegt darin, dass ein Felt Sense bewusst wahrgenommen wird und ein von der Therapeutin beobachteter Augenfokus bei der Klientin normalerweise unbewusst abläuft.

Augenpositionen in Traumafokus (Augenfokusse) zur Prozessverarbeitung können als **autogene Trance** verstanden werden.

> **Beispiele für die frühe Bedeutung von Augen in der Literatur**
> Den Augen wurde im Zusammenhang mit Affekten bereits vor Jahrhunderten Bedeutung eingeräumt: Der Lyriker und Vorläufer William Shakespeares, Francesco Petrarca, beschrieb in der Renaissance im 14. Jh. die Augen zwischen Geliebten als Fenster zur Seele. Bei Shakespeare wurden die Augen als Fenster der Brust und des Herzens beschrieben. Shakespeare hatte bereits früh erkannt, dass wir Emotionen insbesondere in diesem Körperbereich spüren.

Wie in Kap. 8.1 beschrieben, haben wir laufend unwillkürliche Augenpositionen, mit denen wir Gedächtnisspeicher im Gehirn und auch im Körper abrufen. Dies geschieht sogar mit geschlossenen Augen im Schlaf, wenn wir träumen, in den sogenannten REM-Phasen (engl. „rapid eye movement"). Wenn wir solche Erinnerungsspeicher abrufen, akkommodieren unsere Augen nicht scharf, wir blicken sozusagen ins Leere.

Wir können dieses natürliche Phänomen therapeutisch in Traumafokus mittels stiller Beobachtung nutzen, was den Prozess innerer Verarbeitung fördert (vgl. Schore, 1994). Klientinnen fühlen sich gut wahrgenommen und spüren dadurch eine tiefere Verbundenheit mit ihrer Therapeutin.

7 Traumafokus-spezifische Stabilisierungstechniken

Gerade in der Traumatherapie werden Techniken zur psychischen Stabilisierung benötigt, um massiv auftretende Intrusionen (belastende Erinnerungen aus der Vergangenheit), die bei der PTBS, bei Flashbacks oder bei dissoziativen Störungen häufig vorkommen, optimal zu verarbeiten. Wenn bei Kl. solche Phänomene auftauchen, ist ihr Leidensdruck äußerst lebensbeeinträchtigend.

Bereits in den 1990er-Jahren wurden Stabilisierungstechniken entwickelt, wie z. B. „Sicherer Ort" oder „Tresorübung" von Luise Reddemann (2001) oder die „Bildschirmtechnik" von Frank Putnam (1989). In den späteren Jahren erwiesen sich diese ersten Ressourcentechniken als unzureichend, da diese Stabilisierungstechniken nur vorübergehende Wirkung zeigten. Nach heutigem Stand der Neurowissenschaft liegt ein wesentlicher Grund darin, dass der präfrontale Kortex (vorderer Stirnlappen) bei komplex traumatisierten Menschen gehemmt ist, d. h. die kognitiven Funktionen stark herabgesetzt sind. Kognitive Therapiemethoden sind daher bei Menschen, die davon betroffen sind, weniger geeignet. Körperorientiert-tiefenpsychologische Methoden wie Traumafokus fokussieren bei Klientinnen auf das emotionale Gehirn (limbisches System), die Atmung (Hirnstamm) und den Felt Sense (limbisches System).

7.1 Stabilisierungstechnik I: Körperressourcen-Scanner

In unserem Körper und Gehirn sind über unsere Sinne viele Erfahrungen gespeichert, wie z. B. Zärtlichkeit, menschliche Wärme, Freude, Gelassenheit, Glücksgefühle, Geborgenheit. Diese lassen sich mit dem Begriff **Ressourcenerfahrungen** zusammenfassen.

Demgegenüber stehen belastende, **traumatische Erfahrungen**, die ebenfalls gespeichert sind. Dazu zählen insbesondere Angst- und Schmerzerfahrungen, körperliche Gewalterlebnisse und Misshandlung, Selbsthass, Erfahrungen der Ablehnung, Ausgrenzung und Hilflosigkeit. Frühe traumatische Erfahrungen überlagern im späteren Leben die Ressourcenerfahrungen, was zur Folge hat, dass positive, gute Erfahrungen ungenutzt bleiben oder seelisch abgespalten werden.

Ich habe als Th. früher oft erlebt, dass schwer traumatisierte Kl. auf die Frage, wo es sich im Körper angenehm anfühle, beispielsweise Antworten gaben wie:

„Nirgends, mein ganzer Körper fühlt sich wie Dreck an" oder „Ich fühle in mir gar nichts".

Es scheint so zu sein, dass wir mit kognitiven therapeutischen Interventionen weniger leicht Zugang zu den Körperressourcen unserer Klientinnen finden. Mit dem limbischen **Körperressourcen-Scanner** scheint ein Zugang hingegen leicht möglich, da er ausschließlich auf eine Wahrnehmung ohne subjektive Bewertung ausgerichtet ist.

Vorgehensweise beim Körperressourcen-Scanner

In jedem Menschen gibt es einen eingebauten Körperressourcen-Scanner, den wir in uns selbst aktivieren können. Er funktioniert ähnlich wie ein alter, langsamer Fotokopierer: Man legt dort ein beschriebenes Dokument ein und der Scanner tastet es langsam von einer Seite zur anderen ab. An den Stellen, wo etwas Geschriebenes ist, hört man, wie es ganz langsam und leise „tuk – tuk – tuk" macht; über die Stellen, wo das Blatt weiß ist, fährt der Scanner schnell hinweg.

Ähnlich wie dieses Gerät funktioniert auch unser eingebauter Körperressourcen-Scanner. Er verläuft vom Scheitel in Richtung Fußsohle oder von der Fußsohle bis zum Scheitel. Ich frage als Erstes, wo die Klientin beginnen möchte, und lasse sie wählen. Die Kl. entscheidet beispielsweise: „Von den Fußsohlen zum Scheitel." Wenn der Scanner oben angelangt ist, dann gleitet er schichtweise langsam wieder nach unten bis zu den Fußsohlen. Während des gesamten Vorganges registriert dieser Scanner nur, wo es sich neutral oder ruhiger oder angenehmer anfühlt; an diesen Stellen tastet der Scanner ganz langsam ab. An den Stellen jedoch, wo es Missempfindungen gibt, fährt der Scanner rasch darüber hinweg, so wie es beim alten Fotokopierer der Fall ist. Dadurch, dass sich der Ressourcen-Scanner hin- und zurückbewegt, wird der Körper genauer gescannt. **Atmen Sie** während des sich von selbst bewegenden Scanners **bewusst** freundlich, ruhig und langsam.

Vor Durchführung des Körperressourcen-Scans holen wir uns stets das Einverständnis der Kl. ein: „Möchten Sie es einmal ausprobieren?"

Je ausgeprägter belastende Körperempfindungen sind, je ausgeprägter chronisch schmerzende Stellen, Taubheit im Sinne von somatischer Dissoziation (engl. „numbing") oder Selbsthass ist, umso wertvoller ist die Verwendung dieses Zuganges zum traumatisierten Körper einer Kl. Er schafft sozusagen einen positiv-annehmenden Kontrast zum negativ-ablehnenden Zustand. Entscheidend dabei ist, dass die Th. eine Haltung einnimmt, in der es keinen Zeit- oder Erfolgsdruck gibt, wie etwa wenn die Th. wartet und hofft, dass die Kl. Stellen

findet, wo sie ein positives Feedback gibt. Dies würde sich implizit auf die Kl. auswirken und sie beeinträchtigen.
Das Ziel ist nicht, einen spürbaren „Erfolg" oder eine Veränderung herbeizuführen, sondern mithilfe des Körperressourcen-Scanners in Gehirn und Körper eine unwillkürliche Regulation in Gang zu setzen, bei der in wenigen Sitzungen für Kl. spürbare, angenehme Veränderungen eintreten. Auch wenn sich quasi während einer ganzen Sitzung für eine Kl. keine Veränderung auftut, heißt das dennoch, dass das Gehirn in eine neue Regulation kommt und sich erste neue Strukturen bilden. Es ist eine limbische Vorgangsweise abseits von Logik und Verstand.

Beispiel für die Verwendung des Körperressourcen-Scanners
Vor Jahren behandelte ich einen Klienten, der unter einer dissoziativen Identitätsstörung litt und mir erzählte, dass ihn „alles" im Körper triggere. Wenn ihm jemand sage, er solle etwas fühlen, dann schalte der Körper „voll ab", wie er meinte. Als ich mit dem Körperressourcen-Scanner begann, ließ ich ihn in Ruhe eine längere Zeit ohne eigene Erwartung scannen, nachdem ich ihm vorgeschlagen hatte, er möge während des Vorganges ruhig, tief und langsam bewusst atmen und dabei auf seine Atmung hören. Es war hilfreich für den Klienten, sich nicht auf das Scannen zu konzentrieren, da der Scanner automatisch arbeite. Als ich ihn nach einer Weile fragte, wie es gelaufen war, sagte er etwas überrascht, dass ihn während dieser Zeit nichts triggerte, was ungewöhnlich sei. In der nächsten Sitzung setzten wir die Arbeit mit dem Ressourcen-Scanner fort, nach der dritten Sitzung gab er schließlich zum ersten Mal eine deutliche Körperwahrnehmung wieder: „Ich spüre etwas in den Armen und Beinen." Als ich nachfragte, ob das, was er spüre, eher negativ, eher neutral oder eher positiv sei, antwortete er: „Es ist neutral bis positiv."

Man kann aus diesem Verlauf erkennen, dass in diesem Therapieprozess der Weg das Ziel ist. Es dauerte nur wenige Sitzungen, bis der Organismus des Klienten selbst regulieren konnte und der extreme, traumatische Stress im Körper sich zu verändern begann, es folglich für den Klienten leichter und angenehmer wurde.

7.2 Stabilisierungstechnik II: Multimodal-bilaterales Grounding

Das multimodal-bilaterale Grounding ist eine Stabilisierungstechnik in Traumafokus, die dazu dient, sich wieder gut in der Gegenwart spüren zu können. Es kommt beispielsweise bei Freeze-Zuständen zur Anwendung, bei welchen die

Klientinnen vor oder während des Verarbeitungsprozesses eine Gefühllosigkeit in Armen oder Beinen überkommt. Meist geschieht dies dann, wenn alte Erinnerungen wie Flashbacks oder traumatisierende Trigger auftauchen, die den Verarbeitungsprozess ins Stocken bringen.

Bei dieser **motorischen Stabilisierungstechnik** lässt die Th. die Kl. abwechslungsweise die rechte und linke Fußsohle gegen den Boden drücken, sodass sich dabei die Muskeln der Oberschenkel während des Drückens leicht anspannen. Gleichzeitig lässt die Th. die Kl. in einer freundlichen Haltung zu sich selbst ruhig und langsam ein- und ausatmen. Dieser Vorgang dauert einige Minuten beziehungsweise so lange, bis das normale Körpergefühl wieder wahrnehmbar ist. Bei Bedarf können die Hände hinzugenommen werden: Die Kl. ballt während der bewussten Atmung die linke Hand zur Faust und öffnet gleichzeitig die rechte Hand, dann wird gewechselt. Die rechte geöffnete Hand wird zur Faust und gleichzeitig öffnet sich die linke Hand wieder. Durch diese **gleichzeitige Aktivierung der Motorik** von Fußsohlen und Händen, gekoppelt **mit einer tiefen, langsamen Atmung**, löst sich nach wenigen Minuten die körperliche Immobilisation (Freeze-Zustand) beziehungsweise die somatische Dissoziation wieder auf.

Der Grund hierfür ist, dass bei der bilateralen Motorik von Händen und Füßen in Verbindung mit einer tiefen, langsamen Atmung der Sympathikus aktiviert wird, der den entstandenen Immobilisationszustand im autonomen Nervensystem verändert. Diese Technik erweist sich als äußerst effektiv und ist einfach einzusetzen. Es gibt weitere Varianten von **multimodal-bilateralen Stabilisierungstechniken**, die einiger Übung und Erfahrung bedürfen (beispielsweise im Brust- und Bauchbereich).

Grundsätzlich ist festzuhalten, dass nicht die Traumafokus-Methode oben beschriebene Zustände auslöst, sondern traumatische Lebensereignisse der Klientinnen, die sowohl in ihrem Alltag als auch während der therapeutischen Sitzung geschehen können. Dies betrifft insbesondere Kl. mit dissoziativen Störungen (F 44).

Fragt man Kl., ob sie solche Körperzustände kennen, bekommt man im Regelfall die Antwort: „Ja, das kenne ich zur Genüge, deshalb komme ich zu Ihnen."

7.3 Stabilisierungstechnik III: Kontrolliertes Schlucken (Schluckreflex)

Ein weiterer Zugang zur Stabilisierung bei Traumata, wie beispielsweise der Komplexen Posttraumatischen Belastungsstörung (PTBS) oder Dissoziativen

Identitätsstörung (DIS), besteht in der therapeutischen Verwendung des Schluckreflexes.

Der **Schluckreflex** wird durch Berührungen an bestimmten Stellen von Mund und Rachenhöhle ausgelöst. Die Erregungen dazu laufen über den Vagus, den Glossopharyngeus und den motorischen Trigeminusast (Stuber, 1931, S. 153). Der Schluckakt wird im verlängerten Mark (lat. medulla oblongata) initiiert.

Der Schluckreflex löst einen komplexen Mechanismus aus und hängt direkt mit der Atmung zusammen. Wenn wir einen Schluck Flüssigkeit zu uns nehmen, können wir nicht gleichzeitig atmen; dies gilt auch umgekehrt. Speiseröhre und Luftröhre sind durch den Kehldeckel getrennt, der das Atmen oder Schlucken steuert. Jeder kennt das Phänomen: Wenn man beim Essen und Schlucken gleichzeitig spricht, passiert es leicht, dass man sich verschluckt.

Aus neurophysiologischen Erkenntnissen wissen wir, dass wir mit langsamem Atmen und mit vielen langsamen, kleinen Schlucken von Wasser den **beruhigenden „klugen" Vagus** des autonomen Nervensystems aktivieren können.

Eine Beobachtung, die ich bei einer Kl. machte, die unter einer massiven Angststörung litt, brachte mich ursprünglich auf die Idee, den Schluckreflex therapeutisch zu nutzen. Ebenso haben mich Gespräche mit meiner Schwester und Kindertherapeutin Beatrix Weber Bertschi motiviert, mich ausführlicher mit der Technik des kontrollierten Schluckens zu beschäftigen.

Ich beobachtete seit Längerem, dass manche Kl. unabhängig von der Jahreszeit immer etwas zu trinken bei sich hatten, und einige Kl. berichteten mir, dass sie ungewöhnlich nervös würden, wenn sie unterwegs nichts zu trinken dabeihätten. Es wurde mir klar, dass dies vielleicht eine beruhigende Wirkung haben könnte. Wie oben beschrieben, begann ich mich mit dem Schluckakt zu beschäftigen, und es lag auf der Hand, dass nicht das mitgeführte Getränk die Beruhigung herbeiführte, sondern das schluckweise Trinken während der Therapiesitzung.

Ich begann damit zu experimentieren, wie oft Kl. hintereinander schluckweise trinken müssen, bis das Vagussystem reagiert. Bei nicht traumatisierten Menschen genügten 5–6 kleine Schlucke, während es bei traumatisierten Menschen deutlich mehr Schlucke benötigte.

Es stellte sich heraus, dass es optimal ist, etwa **25 kleine Schlückchen Wasser** zu trinken, wenn eine Kl. **nach jedem Schluck einen langsamen, ruhigen Atemzug** nimmt. Bereits nach wenigen Minuten tritt eine spürbare Beruhigung ein, was dazu führt, dass hochgradiger Stress bei Kl. mit PTBS während einer Sitzung oder in der Selbstanwendung zu Hause gut hinunterreguliert werden kann. Man benötigt dazu nur ein volles Glas Trinkwasser, wobei es lediglich darum geht, **den Schluckreflex mithilfe von etwas Wasser häufig hintereinander auszulösen**. Die Flüssigkeit dient dabei als Mittel zum Zweck.

Sowohl Angstpatientinnen als auch Patientinnen mit dissoziativen Störungen nehmen mit dieser therapeutischen Technik zur akuten Stressregulation ihr Getränk zur Hand und können mit kleinen Schlucken ihr hocherregtes Nervensystem im Akutzustand leicht hinunterregulieren.

Beispiel für den Einsatz kontrollierten Schluckens

Wir hatten begonnen, in der Ukraine Kolleginnen in Traumafokus auszubilden. Viele von ihnen arbeiten in Rehabilitationszentren für Kriegsveteranen. Im Jahr 2017 kam die neu entwickelte Stabilisierungstechnik des multimodal-bilateralen Groundings in einem Rehabilitationszentrum mit Kriegssoldaten zum ersten Mal in einer Gruppe zur Anwendung.

Sämtliche Soldaten der behandelten Gruppe litten unter einer Komplexen Posttraumatischen Belastungsstörung (K-PTBS) mit sehr starken Kopf- und Körperschmerzen, Flashbacks, Tinnitus sowie dissoziativen Störungen.

Es war eine herausfordernde Situation für das ganze Therapeutinnenteam, und es war offensichtlich, dass diese Menschen ausschließlich auf Traumastabilisierung ansprachen.

An der Therapiegruppe nahmen fünf Kriegssoldaten und fünf Traumafokus-Th. teil, in einer 1:1-Betreuungssituation. Die Kriegssoldaten waren es offenbar gewohnt, den Th. vom Krieg zu erzählen, was zu Beginn der ersten Sitzung bei manchen zu massiven Flashbacks und bei anderen zu sekundärer Retraumatisierung führte, die wir mithilfe unserer Stabilisierungstechniken abfangen konnten. Alle Anwesenden bekamen einen Becher mit Wasser und wurden angeleitet, einen kleinen Schluck Wasser zu trinken und anschließend langsam und ruhig ein- und auszuatmen. Alle Gruppenteilnehmer inklusive der betreuenden Th. wiederholten diesen Vorgang über fünfundzwanzig Mal hintereinander. Es war erkennbar, dass nach vielen Wiederholungen bei allen Beteiligten eine gewisse Beruhigung eintrat. Wir fuhren fort mit minutenlangem multimodal-bilateralen Grounding (siehe Kap. 7.2). Der positive Effekt ließ nicht lange auf sich warten, körperlich-emotionale Empfindungen von Gefühllosigkeit in den Extremitäten (engl. „numbing“) lösten sich allmählich auf, sodass das Körpergefühl besser als zu Beginn geworden war.

Die erste Anwendung des Schluckreflexes zeigte eine Wirksamkeit in Bezug auf körperlich-psychische Beruhigung und Auflösung von emotionaler Erstarrung.

7.4 Stabilisierungstechnik IV: Erweiterter Ressourcenfokus mit Bindungsrepräsentanzen

Eine weitere Stabilisierungstechnik stellen sogenannte Bindungsrepräsentanzen inklusive Augenfokus dar. Sie beziehen sich insbesondere auf Menschen, die unter Bindungstraumata leiden. Der erweiterte Bindungstyp *unsicher-desorientierter Typ D* geht zurück auf die amerikanische Entwicklungspsychologin Mary Main (1995).

Folgende Bindungsrepräsentanzen können therapeutisch als Bindungsressourcen verwendet werden:

- **Bindungsressourcen-Wesen**
  Dazu zählen: freundliche Personen, liebende Tiere, Lieblingspflanzen oder spirituelle Wesen (häufiger vorkommend bei sexueller Körperverletzung in der Kindheit).
- **Bindungsressourcen-Orte**
  Dazu gehören: imaginierte beruhigende innere Orte, schöne Naturplätze, wohltuende Räumlichkeiten, der Kosmos.
- **Bindungsressourcen-Elemente**
  Dazu zählen haltgebende Elemente: strahlendes Licht, heilendes Wasser, ein Gebet.

8 Zugangstechniken mit Traumafokus

In diesem Abschnitt werden weniger Techniken beschrieben, sondern vielmehr neue therapeutische Zugangsmöglichkeiten für Kl., die unter chronischen Stress-, Trauma- und Schmerzerkrankungen leiden. In Traumafokus verwenden wir: das visuelle System, das unbewusste Wahrnehmen über das Sehen und auch das respiratorische System sowie eine bewusste, kontrollierte Atmung während des Verarbeitungsprozesses.

8.1 Definition: Was ist ein Augenfokus?

Beim Augenfokus handelt es sich um eine oder mehrere unbewusst eingenommene Augenpositionen im Gesichtsfeld, die verbunden sind mit gefühltem Stress im Kontext zu einem traumatisierenden Thema. Man starrt sozusagen ins Leere, d. h., die Augen akkommodieren dabei nicht.

Ein Augenfokus setzt bei Kl. eine **autogene Trance** in Gang; er geschieht unwillkürlich spontan und ist für Th. leicht beobachtbar.

Die Th. legt die Aufmerksamkeit bei der Kl. darauf, wohin sie blickt, wenn sie über einen Stressor spricht oder ein Gefühl dazu beschreibt. Dabei werden wiederkehrende Augenfokusse der Kl. registriert, ohne diese explizit anzusprechen. Bei einem im Körper gefühlten Stress haben Kl. immer kurz erscheinende Augenfokusse. Mithilfe eines Augenfokusses werden im Gehirn vermutlich Gedächtnisinhalte abgerufen. Wir dürfen das als Hypothese annehmen, da es bislang keine Forschung dazu gibt. Wenn die Th. ihre Aufmerksamkeit auf den Augenfokus der Kl. richtet, scheint dies unbewusst von der Kl. wahrgenommen zu werden. Die therapeutische Nutzung dieses optischen Phänomens führt dazu, dass die Kl. ihren Augenfokus beibehält, auch dann, wenn die Th. sie nicht darauf hinweist. Dies dürfte die Theorie von Allan Schore bestätigen, dass eine rechtshemisphärische Verbindung zwischen dem Gehirn der Th. und dem der Kl. existiert.

Manchmal kann es auch von Vorteil sein, gegenüber der Kl. den Augenfokus anzusprechen, insbesondere dann, wenn es sich beim Augenfokus um eine Körperressource handelt. Dies kommt am häufigsten gegen Ende einer Sitzung vor.

8.2 Der implizite Augenfokus

Kontinuierliches Beobachten der Blickrichtung und der Atmung

Das Auffinden eines Augenfokus ohne therapeutische Hilfe ist eine natürlich beobachtbare Form der Traumaverarbeitung. Es zeigt sich als wirksam, wenn die Th. lediglich den Augenfokus und das Atemmuster einer Kl. kontinuierlich beobachtet. Dabei kann festgestellt werden, dass die Augenposition beim gefühlten Stress („Felt Sense“) dieselbe bleibt, während sie sich ändert, wenn die Kl. ihren Fokus auf Gedanken oder Erklärungen lenkt.

Es ist beeindruckend festzustellen, dass Kl. ihren Augenfokus auf eine bestimmte Stelle gerichtet lassen, wenn wir diesem Phänomen unsere fokussierte Aufmerksamkeit schenken. Schore (1994) und Porges (2017) beschreiben dies als **Ko-Regulation**, die von rechter Gehirnhemisphäre zu rechter Gehirnhemisphäre zwischen Th. und Kl. stattfindet. Der **Vorteil** des impliziten Fokus liegt darin, dass die **Aktivierungsstärke optimal** bleibt, da sich der Augenfokus der Kl. auch geringfügig ändern kann. Die Augen suchen immer den passenden Fokus für die Verarbeitung.

Dem Neurowissenschaftler Stephen Porges (2009) zufolge beeinflusst die **Atmung** unser Nervensystem und unseren Herzschlag. Sie ist unwillkürlich und reagiert autonom bei eintretender Gefahr oder Lebensbedrohung. Das Atemmuster lässt sich während jeder Traumatherapie-Sitzung bewusst steuern und kontrollieren, beispielsweise durch Verwendung des Ausdrucks „freundlich, ruhig und langsam atmen“, was zu einer deutlich spürbaren Beruhigung der Kl. führt. Dadurch verbessert sich die Regulation des autonomen Nervensystems und die Verarbeitung im Hier und Jetzt wird gefördert.

Ins Leere blicken, ohne zu betrachten

Wir blicken quasi „ins Leere“, um Zugang zu Erinnerungen zu haben beziehungsweise um diese abzurufen – sei es, um über Vergangenes nachzudenken, nach einem vergessenen Wort zu suchen, beim Kopfrechnen oder beim Überlegen von Schachzügen. Alle Menschen haben unsystematisch im ganzen Gesichtsfeld verteilte Augenpositionen: bei Verstimmung, bei körperlichen Schmerzen, beim Verlorensein in Gedanken etc.

Abrufen innerer Gedächtnisspeicher

Menschliche Gedächtnisspeicher im Gehirn werden über die fünf Sinne aktiviert: beim Sehen, beim Hören, beim Schmecken, beim Riechen und beim Tasten. Dabei stellen unsere Augen nicht scharf, es findet also keine Akkommodation statt, obwohl wir eine deutliche Blickposition haben. Im Alltag können wir am Blick von jemandem klar erkennen, ob er/sie abwesend in Gedanken ist oder ob die Augen etwas genau betrachten.

Um sich mit jemandem unterhalten zu können, müssen wir im Gespräch kontinuierlich für kurze Momente „ins Leere blicken", um unsere Gedächtnisspeicher im Gehirn aufzurufen. Dieses Phänomen ist uns bekannt, wenn auch nicht bewusst, weil es bei Gesprächen für uns nicht bedeutsam ist, es zu bemerken.

8.3 Der explizite Augenfokus

Der explizite Augenfokus kommt insbesondere dann zur Anwendung, wenn Klientinnen eine Fokusverstärkung benötigen, um einen besseren Zugang zu traumatischen Inhalten zu erhalten. Diese Technik wird vor allem eingesetzt, wenn eine Aktivierung konstant gering bleibt. Auch verwenden wir die explizite Augenfokussierung unter anderem bei akutem Schmerz oder bei einem Akuttrauma.

Die **Vorgehensweise** beim expliziten Augenfokus gestaltet sich wie folgt: Während eine Kl. von belastenden Inhalten erzählt, achtet die Th. darauf, wohin die Kl. dabei blickt. Diese wird während der Sitzung darauf aufmerksam gemacht, wo ihre Augenpositionen beim Wahrnehmen des Erzählten am häufigsten sind. Manchmal ist zu beobachten, dass die Kl. weiß, wohin sie häufiger blickt. In diesem Fall wird sie darauf aufmerksam gemacht, den explizit gefundenen Augenfokus einfach beizubehalten, um eine verbesserte innere Verarbeitung in Gang zu setzen.

Durch den expliziten Augenfokus kommt es zu einer leichten **Intensivierung der Aktivierung**. Entscheidend dabei ist, dass die Kl. die Th. mithilfe von verbalem Feedback zu der Stelle führt, wo der zuerst nur gering wahrgenommene Stress etwas deutlicher wahrgenommen wird. Dies ist beispielsweise der Fall, wenn eine Klientin folgendes Feedback gibt: „Wenn ich zu dieser Stelle blicke, spüre ich einen leichten Druck auf der Brust."

Fall „Andreas"
Ein Beispiel für die Vorgehensweise beim expliziten Augenfokus.

Kl.: Mein Thema ist ein starkes Kribbeln im Körper [Kl. zeigt darauf], in den Armen und im Brustbereich, es ist mal weniger stark, mal stärker. Das möchte ich erkunden.

Th.: Das Thema ist ein Kribbeln im Körper.

Kl.: Ja, es ist ein Phänomen, das mich schon länger beschäftigt und vielleicht mit Spannungen und einem körperlichen Thema zu tun hat. Als ich mich hingesetzt habe, war es verstärkt da. Es tritt in der Öffentlichkeit und unter Menschen auf.

Th.: Ich habe bemerkt, dass Sie eine bestimmte Blickrichtung hatten, während Sie über Ihr Thema gesprochen haben. Haben Sie bemerkt, wohin Sie dabei geblickt haben?

Kl.: Ja, das war so in diesem Bereich [blickt dabei in der Ferne zur Wand].

Th.: Wie ist es, wenn Sie dorthin schauen?

Kl.: Dann entsteht noch eine Spannung dazu [Kl. zeigt auf die linke Brustseite um sein Herz], im oberen Brustbereich.

Th.: Spannung dazu.

Kl.: Ja, eine Spannung dazu und in die Richtung leicht schmerzhaft.

Th.: Mmh.

Kl.: Und es kommt so ein – das ist früher auch schon gewesen [spitzt die Zunge], ähm – so ein Gefühl von Ernst – irgendwie so eine Anspannung, so ein Ernst.

Th.: Wie stark ist dieser Ernst, diese Anspannung gerade auf einer Skala von null bis zehn, wenn null keine Anspannung und zehn maximale Anspannung ist?

Kl.: Zweieinhalb.

Th.: Okay, lassen Sie uns gemeinsam die Blickrichtung finden, wo Sie die gefühlte Anspannung spüren. [Th. nimmt seinen Finger und führt ihn mit ausgestrecktem Arm nach rechts und lässt Kl. auf den Finger blicken.] Ist es mehr hier? [Th. führt den Finger langsam zur Mitte.] Oder mehr hier? [Th. führt den Finger langsam nach ganz links.] Oder mehr hier?

Kl.: Ja, links, aber etwas höher.

Th.: So?

Kl.: Ja, dort – so.

Th.: Okay. Lassen Sie nun alles auftauchen, was auftaucht.
[Längere Sprechpause]
Es können Körperempfindungen sein – oder Gefühle – oder es können Erinnerungen auftauchen.

Kl.: Es kommen Körperempfindungen – die Hände werden ziemlich kalt.

Th.: Mmh.

Kl.: So ein Vibrieren [bewegt dabei den Körper hin und her], und es ist mal mehr, mal weniger.

Th.: Mmh.

Kl.: Und es gibt so was wie eine Müdigkeit.

Th.: Ist das eher eine unangenehme Müdigkeit, eine neutrale oder eine positive Müdigkeit?
Kl.: [zögert, spitzt die Zunge] Mmh, es ist eine angenehme Müdigkeit [spitzt erneut die Zunge], aber – wie wenn sie unerwünscht wäre.
Th.: [wiederholt] Eine angenehme, wie wenn sie unerwünscht wäre.
Kl.: So als wäre es nicht okay.
Th.: Mmh – beobachten Sie das mal weiter, dieses Phänomen.
Kl.: [spitzt die Zunge, atmet entspannt aus]
Th.: Und was sich dabei meldet, meldet sich einfach.
Kl.: Ich hatte vorhin ein Bild, und ich hatte den Eindruck, ich bin auch in dem Bild, aber in einer anderen Rolle. Wie wenn ich jetzt so als Säugling irgendwie da liegen würde.
Th.: Mmh.
Kl.: Vorhin hatte ich den angeguckt, so als hätte ich das Gefühl, ich wäre da im guten Blick und er würde sich da entziehen.
Th.: Dem Blick des Säuglings sozusagen? [Pause]
Was sieht der Säugling? Was erblickt er? [Pause]
Ist da etwas, das man in Worte fassen kann? [Pause]
Kl.: [bläst Luft über die Backen aus]
Th.: Oder eher nicht?
Kl.: Schwierig.
Irgendwie ist da Bewegung. Es ist weit weg.
Th.: Mmh.
Kl.: Bewegung im anderen Raum.
Th.: Mmh.
Kl.: Mehr geahnt als gesehen.
Th.: Okay.
Es ist so, wie etwas fern wahrzunehmen?
Kl.: Mmh.
Th.: Darf ich den Säugling etwas fragen?
Kl.: Ja.
Th.: Wie ist die Temperatur gerade? Die Zimmertemperatur?
Kl.: Etwas kühl. Die Hände sind auch kühl.
Th.: Die Umgebung und Hände sind kühler?
Kl.: Mmh – ja.
Th.: Und noch etwas: Wie riecht es da? Wenn Sie als Säugling durch Ihre Nase [Pause]
Kl.: [atmet durch die Nase ein; schließt dabei kurz die Augen]
Th.: ... schnuppern oder [Pause] testen?
Kl.: Ich kann nichts riechen [bewegt verneinend den Kopf].

Th.: Kann man nichts riechen – mmh.
Kl.: Nein [bewegt erneut verneinend den Kopf].
Th.: Es ist kühl – es sind Bewegungen in der Ferne.
Kl.: [nickt]
Th.: Gibt es etwas, das Sie hören?
In der Ferne, oder [Pause] um Sie herum? Ein Geräusch?
Kl.: [schließt die Augen, bläst Luft über die Nase aus]
Th.: Einen Klang?
Kl.: [hält Augen geschlossen, um in sich hineinzuhören, öffnet Augen wieder]
Nicht wirklich. Es kommen mir schon so ein paar Ideen, aber es ist sehr still.
Th.: Sehr still.
Kl.: Es kam mir vorhin so vor, dass von ganz weit etwas ganz nah war, wie durch ganz viel Nebel oder Watte konnte ich noch etwas hören – aber ich höre eher die Stille im Raum.
Th.: Mmh.
Kl.: Es ist so ein dunkler Raum.
Th.: Mmh.
[Längere Pause]
Wie klein sind Sie? Können Sie schon krabbeln? [Pause] Oder von selbst Arme und Beine bewegen? Nehmen Sie wahr, wie der Körper reagiert?
Kl.: [bläst Backen auf und lässt Luft raus]
Th.: Ob der Körper reagieren kann?
Kl.: Bewegen kann ich mich, ja.
Th.: Mmh.
Was ist spürbar beim Bewegen? [Pause] Das Material, das Ihre Haut umhüllt?
Kl.: Es tut gut.
Th.: Mmh, es tut gut?
Kl.: Ich spüre da mehr. Ich spüre mich wieder mehr, wenn ich mich leicht bewege.
Th.: Man kann sich durch Schaukeln mehr spüren, so von einer Seite zur anderen. In welcher Lage sind Sie?
Kl.: [bewegt sich von einer Seite zur anderen]
Th.: Man kann verschiedene Lagen haben, wenn man liegt.
Kl.: [nickt zustimmend] Ich liege am Rücken.
Th.: Am Rücken, mmh.
Kl.: Da spüre ich am meisten. [Wippt kontinuierlich auf und ab am Stuhl]
Th.: Ja. Erlauben Sie sich das mal so.

Kl.: [wippt stärker vor und zurück]
Th.: Einfach weiterschaukeln, den Rücken spüren.
Kl.: [seufzt mit geschlossenen Augen entspannt ausatmend; wippt in alle Richtungen hin und her und seufzt dabei entspannt]
Th.: Einfach mal so beibehalten, zeitlos quasi.
Kl.: [wippt munter und beginnt zu gähnen]
Th.: Und zu gähnen. [Körper wird zunehmend entspannter]
Kl.: [wippt hin und her] Es wird wohliger im Rücken.
Th.: Spüren Sie mal „wohliger im Rücken".
Kl.: [bewegt sich immer freier vor und zurück, nach links und nach rechts; Bauch, Hüften und Becken und Beine bewegen sich sanft rhythmisch mit] Mmh.
Th.: Sie können es sich einfach erlauben. Ich sage es nur, dass Sie es sich erlauben können, ja? Wenn ein Laut entsteht, ihn einfach entstehen lassen und sich nicht darum kümmern, wie das klingt, sondern eher sich selbst unterhalten und es hören, mmh?
Kl.: [beginnt noch aktiver zu wippen]
[seufzt entspannt etwas lauter] „Ppfffhhh!"
[macht stark wippend ein Tongeräusch] „Pfffwwwaaaahhh!"
Th.: Ja, genau so.
Kl.: [macht Tongeräusch und wippt aktiv vor und zurück]
Th.: Mmh – ja.
Kl.: [macht Mundbewegungen wie beim Schmatzen, bewegt aktiv Kiefer hin und her]
Kl.: [plötzlich entkommt Kl. ein lautes Geräusch] „Pphhuuaaah!!"
Th.: Mmh!
Kl.: [schaut kurz zu Th., um sich dann wieder weiter zu bewegen und sich auszuprobieren; wieder ein Lautgeräusch]
Th.: Bleiben Sie einfach dabei, was da so kommt und geht.
Kl.: [beginnt Arme zu bewegen und Laute zu machen] „Mmuuuuhhuu!" „Aaaahhaah!"
[schreiende Laute und Bewegungen mit ganzem Körper im Sitzen] „Brrrmmmmuuuuaa!" [schüttelt sich dabei heftig, geräuschvoll]
Th.: Mmh.
Kl.: [gähnt] „Hhaahha!" [beginnt immer lauter mit den Füßen zu stampfen, immer schneller und lauter]
Th.: Bewegung ist so etwas Gutes.
Kl.: [murmelt] Jaa – [fährt mit der Hand zum Kiefer, um ihn zu bewegen]
Th.: Uns spüren.

Kl.: [laute Stimmgeräusche, ruhigere entspanntere Bewegungen] „mpfbrbrbr“ [Lippenbrabbeln]
Th.: Erlauben Sie sich dieses Blubbern und Brabbeln.
Kl.: [fährt damit lustvoll fort; sein Gesicht entspannt sich dadurch sichtbar]
Th.: Mmh.
Kl.: [macht weiter Kiefer-, Mund- und Zungenbewegungen]
[beginnt seine Schultern und Achseln zu bewegen]
[seufzt geräuschvoll-entspannt]
[verzieht sein Gesicht wie bei Schmerz, greift sich unter das Herz und beginnt vor Schmerz leicht schüttelnd zu weinen – greift sich zur Brustmitte unter den Hals und beginnt hörbar zu schluchzen]
Th.: [mitfühlende Stimme] Mmmh.
Kl.: [weint in Wellen]
Th.: Erlauben Sie sich dieses schlimme Gefühl.
Kl.: [vergräbt Kopf in den Händen; schluchzt in Wellen weiter]
Th.: [leise] Mmh.
[mit leiser Stimme] Diese Not auszuhalten – lassen Sie es einfach zu.
Kl.: [streicht drückend mit Händen über den gesenkten Kopf; weint dabei]
[hält mit Händen stützend den gesenkten Kopf, atmet schwer]
[reibt sich das Gesicht und atmet dabei schwer]
[massiert sich den Nacken mit einer Hand – richtet sich wieder auf, schaut zu Th., dann wandert der Blick zur Stelle des Augenfokus]
[atmet tief, ruhig und entspannt]
[blickt fokussierend während der ganzen Zeit auf dieselbe Stelle]
Th.: Lassen Sie den Blick einmal schweifen, verwenden Sie das ganze Gesichtsfeld [Pause] – aus der Stille heraus – in die Umgebung. Und lassen Sie sich Zeit.
Kl.: [schaut im Gesichtsfeld länger ruhig umher] Es ist ganz schwer in Worte zu fassen.
Th.: Es ist kein Problem, es nur ganz schwer in Worte zu fassen. Ich kann Ihnen ausreichend folgen. Sie brauchen sich nicht zu bemühen.
Wie ist der Augenfokus jetzt?
Kl.: Ich glaube, es ist immer wieder mal gut, dorthin zu schauen.
Th.: Okay, dann bleibt er weiterhin so.
Kl.: Aber jetzt brauche ich es nicht mehr so.
Th.: Okay.
[Kl. wirkt sehr entspannt und ruhig]
Vergegenwärtigen Sie sich nochmals den Beginn unserer Sitzung, als wir begonnen hatten. Erinnern Sie sich?
Kl.: [nickt zustimmend]

Th.: Wie fühlt es sich jetzt an?

Kl.: [neuer anderer Augenfokus – Kl. blickt geradeaus zu Boden] Es ist insgesamt ruhiger in mir.

Th.: Ruhiger in Ihnen? Wo spüren Sie „ruhiger in Ihnen"?

Kl.: Besonders da, wo ich sitze [Gesäß], im Becken eigentlich und im unteren Bauchbereich [zeigt jeweils auf die Stelle], auch da oben [zeigt auf Schulter-Brust-Bereich] ist noch etwas Unruhe – es ist aber gut.

Th.: Ist das eine Unruhe, die sympathisch ist oder eher nicht sympathisch ist?

Kl.: Die macht mir im Moment keine Sorgen.

Th.: Mmh.

Kl.: Es ist eher angenehm.

Th.: Eher angenehm?

Kl.: [nickt] Ja. In der Kombination kann ich gut damit sein – in der Unruhe, mal Unsicherheit kann ich gut damit sein [bewegt dabei gestikulierend die Arme locker beim Sprechen].

Th.: Unruhe kann auch alles Mögliche sein: Mobilität, Spielfreude, Beweglichkeit oder Ausdruck eines „Juchzens".

Kl.: [lächelt und nickt zustimmend]

Th.: [kommentiert] Diese Kombination von Unsicherheit, Unruhe und gleichzeitiger Ruhe hat eine andere Komposition bekommen.

Kl.: [nickt bestätigend länger und wippt dabei lässig mit dem Körper] Vielleicht ist das Irritierende dabei, dass dieses Vibrierende, Unruhige in Händen und Armen an Kontur verliert [lächelt]. Ich spüre sie gut, aber es ist so, als wenn ich gar nicht so handlungsfähig wäre [lächelt dabei].

Th.: Im Moment gerade?

Kl.: Ja, so kenne ich es manchmal, aber auch jetzt.

Th.: Wie fühlt es sich jetzt an?

Kl.: [wirkt körperlich beweglich und frei und ringt mit wiegenden Armbewegungen und Händespiel nach den passenden Worten] So als ob ich die eigenen Vorgänge noch entstören könnte. Ich meine das aber nicht negativ [lächelt; spielt mit Händen etwas planlos].

Th.: Was kann man mit Händen alles machen?

Kl.: Ich spüre viel.

Th.: Probieren Sie es aus? [Beide lachen]

Kl.: [probiert es aus – spielt angeregt mit seinen Händen herum, bewegt Schultern mit]

Th.: Mmh, diese Kombination ist wunderbar.

Kl.: Ja.

Th.: Atmen Sie dabei – Atmung und Händespiel.

Kl.: Jetzt wüsste ich, was ich mit den Händen machen würde.
Th.: Gibt es etwas, was Sie musisch tun?
Kl.: Ja [nickt], ich hätte Lust, Klavier zu spielen.
Th.: Sie können es mal machen – ich weiß, es gibt hier kein Klavier, aber Sie können etwas anspielen, so als ob ein Klavier vor Ihnen wäre – möchten Sie es tun?
Kl.: [bestätigend] Mmh.
Th.: Ich höre Ihnen zu und Sie hören es auch, okay?
Kl.: [schließt die Augen, konzentriert sich, legt Hände auf die Oberschenkel vor Spielbeginn und beginnt, auf den Oberschenkeln zu spielen. Er vertieft sich ganz hinein – spielt mehrere Minuten lang mit geschlossenen Augen – bewegt wie ein Musiker den Kopf dazu – beendet das Stück, die Hände liegen auf den Oberschenkeln]
Th.: Mmh.
Kl.: [öffnet die Augen wieder und schaut mich an]
Th.: Vielen Dank!
Spielen Sie das gerne?
Kl.: [überlegt] Ich improvisiere meistens – manche Dinge sind mir wichtig beim Klavierspielen, die habe ich jetzt auch gespielt. Die spiele ich sehr gerne.
Th.: Mmh.
Kl.: Zwei, drei Sachen mal von der Idee, was ich gehört habe.
Th.: Mmh.
Kl.: Das sind Sachen, die mir Freude machen, die mich berühren – auf die ich sonst gar nicht komme.
Th.: Das geht einher mit einer gewissen Spürbarkeit.
Kl.: [nickt tief bestätigend]
Th.: Möchten Sie sich das mitnehmen?
Kl.: [nickt dazu]
Th.: Damit sich da etwas wandeln kann?
Kl.: Ja, [nickt] es ist mir nicht ganz unbekannt, aber es hat jetzt so eine andere Note.
Th./Kl.: [beide lachen]
Kl.: [blickt erneut auf die fokussierte Stelle]
Th.: Wie ist es jetzt?
Kl.: Es hat sich verändert – das Ganze, was ich am Anfang beschrieben habe, ist weniger da.
Th.: Okay
Kl.: [nickt und schmunzelt]
Th.: Mmh – gut. [Pause] Möchten Sie noch etwas sagen?

Sie haben jetzt einen starken zeitlichen Bogen der Lebensgeschichte durchschritten, von sehr früh, wo Sie noch sehr klein waren. Waren Sie das möglicherweise?

Kl.: [nickt] Ja.

Th.: Gibt es noch etwas dazu, was Sie sagen möchten, was Sie sich mitnehmen oder was Sie mich wissen lassen möchten?

Kl.: Ich habe nur das Bedürfnis, Danke zu sagen.

Th.: Ich danke Ihnen auch.

[Sitzungsende]

8.4 Fokussierung mit jeweils einem Auge – „Ein-Augen-Fokus"

Der Ein-Augen-Fokus mit einem Kunststoff-Brillenset ist eine Technik, die ich in Brainspotting kennengelernt hatte. Die Fokussierung mit einem Auge (monokulares Sehen) eignet sich insbesondere dann, wenn es darum geht, Sinneserfahrungen aus vergangenen **Traumata** zu differenzieren. Jedes einzelne Auge projiziert optische Eindrücke über die Sehbahnen ins Gehirn und dieses setzt sie zu einem ganzen Bild zusammen (= binokulares Sehen).

Übung zum Augenfokus mit jeweils einem Auge zur Stressverarbeitung – binokulares und monokulares Sehen
Wenn wir unseren Zeigefinger mit ausgestrecktem Arm geradeaus vor unsere Augen halten, können beide Augen den Finger sehen. Wenn wir nun den Arm nach links zur Seite führen (links vom Gesicht), sehen wir peripher immer noch den Finger. Wenn wir nun das linke Auge schließen, sodass nur das rechte Auge offen bleibt, dann sehen wir keinen Finger mehr. Das Gehirn meldet uns, da ist kein Finger. Wenn wir nun das linke Auge wieder öffnen, sagt uns unser Gehirn, da ist aber ein Finger. Obwohl das rechte, offene Auge keinen Finger sieht, ergänzt das Gehirn mit dem linken Auge, dass hier ein Finger ist. Was sagt uns dieser einfache Test? Das Gehirn setzt binokular ein Bild zusammen, obwohl ein Auge es gar nicht sieht.

Bei Traumata kann es vorkommen, dass eine **Gefahr oder Bedrohung** von einer Seite herangekommen ist. Wir können davon ausgehen, dass das der Gefahr zugewandte Auge einen höheren Stress erlebt hat als das andere, der Gefahr abgewandte Auge. Wir können daraus schließen, dass jedes einzelne Auge eine lateral erlebte Stresserfahrung wahrscheinlich unterschiedlich verarbeitet hat, und können dieses Phänomen therapeutisch nutzbar machen.

Wenn wir uns vergegenwärtigen, dass eine Gefahr, z. B. ein rasch herannahendes Auto, von links kommt, nimmt unser linkes Auge dies sehr deutlich wahr, jedoch nicht das rechte. Das bedeutet, dass der Stress, der durch das linke Auge zum Gehirn weitergeleitet wird, höher ist als der des rechten Auges, das der Gefahr abgewandt ist. Der Stress, der durch das rechte Auge zum Gehirn weitergeleitet wurde, ist demzufolge deutlich geringer.

In einer Traumatherapie kann es hin und wieder vorkommen, dass bestimmte **Stressoren** sich nicht zur Gänze auflösen lassen. Durch den Ein-Augen-Fokus können wir Stressoren, die bei jedem einzelnen Auge im Gehirn qualitativ unterschiedlich abgespeichert sind, mithilfe eines speziell hergestellten Brillensets (siehe grauer Kasten) als unverarbeitete traumatische Inhalte schonend freilegen. Der Vorteil dabei ist, dass man zwischen beiden Augen wechseln kann, um die Stressverarbeitung optimal gewährleisten zu können.

Brillenset für die Ein-Augen-Fokus-Technik
Es handelt sich um ein speziell gefertigtes Brillenset aus zwei Kunststoffbrillen (vergleichbar mit Schutzbrillen aus dem Chemielabor). Bei der ersten Brille ist das rechte Glas geschwärzt und bei der zweiten Brille das linke Glas. Mithilfe dieser Brillen kann bei einer Klientin festgestellt werden, wie sich der Stress jeweils beim einen und beim anderen Auge äußert. Beispielsweise nimmt eine Kl. mit der rechten Brille alles verschwommen wahr und mit der linken Brille spürt sie einen Druck auf der Brust.

Der Ein-Augen-Fokus ist insbesondere dann von Nutzen, wenn die Klientin zwischen dem einen und dem anderen Auge einen qualitativen Unterschied erlebt.

Die **Vorgehensweise** beim Ein-Augen-Fokus gestaltet sich wie folgt: Wir lassen die Kl. zuerst ohne Schutzbrillen eine Augenposition finden, bei der sie den Stress wahrnimmt. Anschließend geben wir ihr nacheinander die beiden Spezialbrillen, um festzustellen, ob es bei einem Auge einen deutlichen Unterschied gibt. Ist dies der Fall, können wir mit dieser Technik fortfahren.

Es gibt traumatische Ereignisse, bei denen die Richtung, aus der einmal eine lebensbedrohliche Gefahr herannahte, eine wichtige Rolle spielt. Klientinnen kommen in die Therapie und wissen oft nicht, weshalb sich bei ihnen eine Körperseite unsicher anfühlt oder weshalb es sich bedrohlich anfühlt, wenn beispielsweise eine Person rechts neben ihnen steht oder sich jemand von rechts nähert. Dies bietet gute Voraussetzungen, um mit dem Ein-Augen-Fokus zu arbeiten.

Fallbeispiel „Regina" (aus einer Gruppentherapie-Sitzung)
Im folgenden Fallbeispiel hatte eine Kl. vor kurzer Zeit ein zurückliegendes Angsterlebnis, welches sich im Laufe der Therapie als Trigger einer sehr frühen Kindheitserfahrung herausstellte. Durch den Ein-Augen-Fokus ist es gelungen, die Ursache der aktuellen Belastung zu bearbeiten und aufzulösen. Die Hauptthemen der verschiedenen Abschnitte der Sitzung sind jeweils durch Überschriften hervorgehoben. Wichtige Prinzipien sind im Fallbeispiel fett markiert, in Kommentaren (kursiv gesetzt) werden diese erläutert.

Einstieg in die Sitzung

Th.: Was ich Sie zuerst fragen möchte: Was ist für Sie in dieser Sitzung ein Wunsch, was ist das Ziel?

Thema der Sitzung

Kl.: Bei der letzten Sitzung habe ich von einem Typen gesprochen, der bei einem Spaziergang in Salzburg von rechts auf mich zukam. Er hat mir unerwartet plötzlich auf die Schulter gerotzt, es war so eklig und grausig; ich hatte es bereits das letzte Mal thematisiert und wir hatten damit gearbeitet, da es tags zuvor passiert war. Es ging mir danach viel besser, aber was übrig geblieben ist: Wenn etwas von rechts kommt, kann ich es nicht einordnen und es macht Stress. [Stimme wird belegt, die Kl. ist nahe am Weinen]

Th.: Das ist etwas, das Sie noch sehr involviert. Ich möchte Sie gerne nochmals fragen: Was ist Ihr Wunsch, Ihr Ziel für diese gemeinsame Sitzung?

Kl.: Das einordnen können, wenn etwas von dieser rechten Seite kommt: Die ganze rechte Körperseite wird kalt. Etwas, das ich im Alltag seitdem beobachtet habe, in bestimmten Situationen. Etwas kommt von rechts und ich kann nicht adäquat reagieren. Ich weiß nicht, warum ich so reagiere. Ich möchte dann adäquat darauf reagieren können, wenn etwas von rechts kommt.

Th.: **Gibt es andere Beispiele im Alltag?**

Kl.: Bei Auseinandersetzungen. Wenn jemand im Gespräch rechts von mir sitzt, wenn etwas von rechts kommt, ist es anders als von links. Zum Beispiel im **Streitgespräch mit meinem Mann**. Es macht einen Unterschied, ob er auf der rechten oder auf der linken Seite von mir sitzt. Wenn er rechts sitzt, werde ich nervös, ich weiß dann nicht mehr, meint er es jetzt gut oder nicht. Salopp gesagt: Wenn etwas von rechts kommt, kann ich es nicht einordnen. Ist das jetzt Freund oder Feind? [Gesichtsausdruck verändert sich auf einmal] Ich weiß jetzt, womit es zu tun hat. **Es hat mit** [stockende Pause] **der Frühgeburt, mit dem Brutkasten zu tun** [beginnt zu weinen]. Von rechts kamen immer die lebenserhaltenden Maßnahmen und gleichzeitig war immer das Gefühl von Körperverletzung dabei. Da gibt es so eine Irritation dabei: Kann ich je wieder dieser Seite vertrauen?

Th.: Sie haben gesprochen von kürzlich Erlebtem, von vergangenen Erfahrungen und von ganz frühen Erfahrungen, die Sie selbst gemacht haben?

Kl.: [nickt]

Th.: **Ich möchte gern, dass Sie jetzt wieder ganz in die Gegenwart kommen.** Ich wende dafür eine spezielle Technik an. Dazu benötigen Sie ein volles Glas Wasser.

Einführung von Schlucken und Atmen zur Beruhigung/Vagus-Aktivierung

Th.: Nehmen Sie bitte das Glas mit Wasser zur Hand. Durch das Schlucken, im Zusammenhang mit der Atmung, kann der „kluge" Vagus der Beruhigung aktiviert werden. Wenn wir schlucken, können wir nicht gleichzeitig atmen und umgekehrt.
Bitte nehmen Sie nun langsam nacheinander 25 kleine Schlückchen Wasser und atmen Sie nach jedem Schluck langsam ein und aus und dann wieder ein und wiederholen Sie diese Handlung.

Kl.: [probiert es aus mit Schlucken und langsamem Ausatmen]

Th.: Ja, genau! Es geht nicht um die Menge der Flüssigkeit, sondern darum, den Schluckreflex häufig hintereinander auszulösen.

Kl.: [schluckt und atmet mehrmals ruhig und langsam aus]

Th.: [ergänzt] Es können auch weniger als 25 Schlückchen sein.

Kl.: Es wird ein bisschen ruhiger.

Th.: Die Übung können Sie rhythmisch fortsetzen. Die Wiederholungseinheiten sind bewusst hoch angesetzt. Es erfordert viele Wiederholungen, um ein Optimum zu erreichen. Sie können diesen Vorgang jederzeit selbst anwenden, er ist ein gutes Tool für zu Hause. **Wie ist es jetzt?**

Kl.: Diese rechte Seite ist wieder warm, die Hände sind auch wieder warm.

Th.: Sie können das Glas einfach in der Hand behalten oder es auf das Tischchen stellen.
In der Zwischenzeit – was ist aufgetaucht?

Kl.: Es ist aufregend, in der Gruppe.

Th.: **Wo im Körper spüren Sie das?**
Kl.: Hier! [Zeigt auf ihre Brust und lacht dazu]

Den Gegenwartsbezug erhöhen mithilfe von multimodal-bilateralem Grounding

Th.: Spüren Sie, wie Sie mit Ihrem Gesäß auf dem Stuhl sitzen und Ihre Oberschenkel Berührung mit dem Stuhl haben. Und Ihre Ellbogen, die gehalten werden durch die Armlehne. Und Ihre Füße, die Bodenkontakt haben.
Wie ist Ihre Präsenz jetzt gerade, hier? Wie hoch ist der Gegenwartsbezug gerade im Bereich zwischen 0 und 100 %?

Anmerkung: Wenn ein Trauma größer wird als der Gegenwartsbezug, kann unser Gehirn nicht mehr ausreichend regulieren. In diesem Fall ist man praktisch im Trauma gefangen. Wenn der Gegenwartsbezug aber wieder größer wird als das zurückliegende Traumaerleben, das heißt, größer als 50 % wird, dann kann das Nervensystem wieder gut regulieren.

Kl.: Wenn ich meine Füße jetzt spüre, sind das in etwa 80 % Gegenwartsbezug.
Th.: Das ist wunderbar. Wie ist der räumliche Abstand für Sie zwischen uns beiden gerade – ist er okay?
Kl.: Optimal.
Th.: Bitte die Atmung unterstützend beibehalten – ich werde Sie bei Bedarf darauf aufmerksam machen. Die Atmung ist so gleichförmig wie ein Pendel.

Augenposition im Gesichtsfeld mit Hilfe (explizit) finden

Th.: Gibt es Augenpositionen, die zu diesem unangenehmen Gefühl führen können? Wenn Sie hierhin schauen? [Zeigt **andeutungsweise mit Finger** auf die linke Seite] Und wenn Sie dorthin schauen? [Zeigt nach rechts]
Kl.: Nach rechts – rechts oben mit den Augen schauen – da wird es unruhiger. Beim Schauen nach links unten wird es ruhiger.
Th.: **Wo sollen wir beginnen? Beim unruhigen oder beim ruhigen Augenpunkt?**
Kl.: Ich will nicht ganz nach oben rechts gehen.
Th.: Okay – wollen Sie mal ausprobieren, wo es am beruhigendsten ist? – Rechts?
Oder lassen Sie es mal auf halber Höhe beim rechten (unruhigen) Punkt.

Kl.: Ja, so geht es – auf halber Höhe rechts.

Anmerkung: Wie beim Fallbeispiel Andreas beschrieben, verwenden wir für das Fokussieren mit einem Auge ein speziell angefertigtes Kunststoffbrillen-Set mit je einem geschwärzten Glas für das linke und das rechte Auge.

Th.: Hier ist die Brille. [Reicht ihr eine Brille, die auf dem linken Glas geschwärzt ist, d.h., nur das rechte Auge kann sehen] Können Sie dorthin schauen? **Langsam bewusst atmen währenddessen.**

Kl.: [atmet hörbar ruhig und langsam und reagiert dennoch mit Körperanspannung]

Th.: Was geschieht gerade?

Kl.: Es fährt sofort hoch.

Anmerkung: Die Aktivierung wird sehr hoch, der Prozess ist nicht mehr gut regulierbar.

Th.: **Nehmen Sie bitte wieder ein paar Schlückchen Wasser** – cool, dass Sie das so steuern können. Bei so frühen Erlebnissen – wie beim Frühchen – gibt es keine Steuerungsmöglichkeit, es ist sehr stark ausgeliefert. Es kann kein Glas Wasser nehmen [lächelt]. Es gibt eine Verbindung zu diesem sehr frühen Zustand.

Kl.: Mein Kopf versteht es [sie lacht]. Das ist doch echt zum Kotzen!

Th.: Das Unbewusste scheint mächtiger zu sein.
Tauschen Sie mal die Brille mit dieser zweiten Brille [Th. reicht Kl. die Brille – diese ist rechtsseitig abgedunkelt, d.h., nur das linke Auge sieht]. Schauen Sie mal auf die andere, linke Seite. Vielleicht möchten Sie Ihren Kopf auch mitdrehen. Dort gibt es mehr Ressourcen.

Kl.: Wenn das rechte Auge zugedeckt ist, dann ist alles ruhig!

Anmerkung: Dem ist so, weil das rechte Auge das getriggerte Auge ist – die Attacke kam von rechts, die medizinischen Interventionen im Brutkasten ebenfalls.

Th.: Was sagt der Kopf dazu?

Kl.: Schlaues System.

Th.: Schließen Sie bitte Ihre Augen – atmen Sie ein, mehrmals ruhig und langsam durch, okay, und setzen Sie nun die andere [links abgedunkelte] Brille auf [Th. gibt sie Kl. in die Hand].
Geben Sie bitte die andere Brille [rechts abgedunkelt] wieder herunter, atmen Sie zweimal langsam aus, dann setzen Sie bitte diese Brille [links abgedunkelt] auf.
Atmen Sie ruhig aus und blicken Sie zuerst auf die Ressourcenstelle, links unten.

Öffnen Sie nun die Augen wieder, Sie können die Brille jederzeit wieder abnehmen.

Kl.: Das ist ... [atmet erregt, laut hörbar]

Th.: Bitte nehmen Sie die Brille nun wieder ab. Ich gebe Ihnen noch Wasser [füllt das Glas auf]. Nehmen Sie etwas Nachschub? [Gibt Kl. das Glas] Das Nervensystem hat schon vieles verarbeitet. Es ist zu hundert Prozent in Ordnung.
Mit welchem Auge, mit welcher Brille möchten Sie lieber beginnen mit der Verarbeitung? Wählen Sie aus.
Es ist wichtig, das Wasser zur Hand zu haben – zum Regulieren.
Wir machen die Kombination Augenfokus – Schlucken – Atmen. Vielleicht ist das eine etwas ambitionierte Vorgehensweise!

Kl.: [nimmt die erste Brille, links abgedunkelt]

Th.: **Spüren Sie die Gegenwart:** schlucken – atmen – schauen. Es ist etwas ganz Frühes.
Der Verstand hat gegen die unbewusst ablaufenden Vorgänge wenig Chance.

Kl.: Ich merke [räuspert sich], wenn ich da links raufgucke, da spannt sich die ganze Unterseite der Beine an, das Becken spannt sich an und die Füße gehen so rauf.

Th.: Wie bei einer Pfötchenstellung?

Kl.: Mmh.

Th.: Nehmen Sie mal die erste Brille weg.

Fortsetzen mit Grounding-Übung (mit Füßen)

Th.: **Zuerst drücken Sie die Fußsohlen abwechselnd auf den Boden** und atmen und schlucken dabei [gibt Kl. das Wasserglas].
Sie bekommen das volle Programm! Alles, was ich zur Verfügung habe. Es ist ja auch viel, das Sie belastet!
Wir fordern die volle Motorik heraus: Fußspitze, Ferse und dann wechseln, links und rechts abwechslungsweise. Jetzt nehmen Sie einen Schluck und wechseln die Fußposition.

Kl.: [atmet schwer] Ja!

Th.: Wechseln Sie die **Fußposition und drücken Sie gleichzeitig.** Können Sie das Frühchen wahrnehmen? [Pause] Sehen? [Pause] Haben Sie eine Verbindung?

Kl.: [räuspert sich] Es gibt manchmal Bilder, die aufflackern. Es ist eher das Gefühl, das emotionale Erleben.

Th.: Wo im Körper erleben Sie das gerade emotional?

Kl.: Komischerweise hier hinten [zeigt auf eigenen Hals] – da, wo man anfängt zu schlucken. Im Rachen-Gaumen-Bereich. Und an den Fußsohlen auch, ganz stark.

Th.: Macht es einen Unterschied, wenn Sie die Fußsohlen bewegen, so wie ein Pedal?

Kl.: Es wird mir jetzt wechselseitig übel [sie lacht kurz].

Th.: Jetzt gerade?

Kl.: Mmh. Gleichzeitig habe ich das Gefühl, es passiert etwas Gutes.

Th.: [räuspert sich und wiederholt] Gleichzeitig passiert etwas Gutes! Darf ich nur noch etwas testend ausprobieren?

Kl.: Ja, klar!

Th.: Darf ich näherrücken mit meinem Stuhl?

Kl.: [nickt]

Manuelle Druckstimulation für das Grounding

Th.: Ich werde mich mit Ihrer Zustimmung nun etwas näher zu Ihnen setzen, um Ihre beiden Knie abwechslungsweise mit leichtem Druck mit meinen Händen zu aktivieren. Wären Sie damit einverstanden? Wenn das für Sie nicht in Ordnung ist, sagen Sie es bitte gleich, okay?

Kl.: [lächelt] Mache ich. Da bin ich direkt.

Th.: Super. Geht das so? Ich lege jetzt mal die Hände auf das Knie und Sie machen einfach mal weiter. Macht das einen Unterschied?

Kl.: Mmh. Es ist wie wenn das Knie davonrutschen will.

Th.: Hat man Ihnen gesagt, wie lange Sie im künstlichen ...

Kl.: [unterbricht] Zwei Monate. Dann sollte ich rauskommen. Aber mein Darm war noch nicht so weit, dann bin ich nochmals einen Monat dringeblieben. Ich habe keine Nahrung aufgenommen!

Th.: Mmh. Mmh ... Wie ist im Moment so dieses Gefühl von rechts? Das Gefühl im Körper, rechts und links?

Kl.: Ich habe das Gefühl, die linke Seite wird präsenter. Es kommt eine ganze Menge Traurigkeit [spricht mit gepresster Stimme].

Th.: **Erlauben Sie sich, dass die Gefühle, die kommen, kommen können.**

Kl.: [zieht Luft durch die Nase ein, stößt Luft aus] Puuuh!

Th.: Erlauben Sie sich, dass die Traurigkeit ganz durch Sie hindurchgeht. Mit der Atmung können Sie sie verändern.
Brauchen Sie ein Taschentuch? [Th. gibt Kl. eines]

Kl.: [schneuzt sich] Ich habe gerade den Impuls, die andere zweite Brille aufzusetzen ... mmh.

Th.: So? Lassen Sie sich etwas Zeit [lacht sanft] Schon kommt der Wunsch zum Wechseln!

Kl.: [atmet mehrmals durch]

Th.: Jetzt nehmen Sie viel mehr Atemzüge als vorher. Das ist ein gutes Zeichen!

Kl.: Es ist echt frappierend, wie schnell es positiv wirkt im Körper, wenn das rechte Auge zu [abgedeckt] ist!

Th.: **Spüren Sie mal, wie sich das jetzt anfühlt.**

Kl.: [atmet mehrmals aus und ein, räuspert sich] Sofort sind die Hände warm, die Füße entspannt, das Schlucken entspannt.

Th.: Super. Spüren Sie, wie sich das anfühlt.

Kl.: Wie es sich plötzlich entspannt, ganz entspannt!
[atmet tief durch] Es ist echt Wahnsinn! Beide Hände sind warm, Schulter entspannt, Becken entspannt, Oberschenkel entspannt.

Th.: Jetzt frage ich Sie etwas. Ich möchte Ihre Meinung dazu wissen.

Kl.: [räuspert sich]

Th.: Wenn wir längere Zeiteinheiten auf dem Augenfokus links und viel kürzere Zeit auf der rechten Seite verweilen. Was halten Sie davon?

Kl.: Okay!

Th.: Sie entscheiden jeweils mit, wann zu wechseln ist, okay?

Mehrmaliger Brillenwechsel zur Aktivierung und Beruhigung

Th.: Der Brillenwechsel ist am Anfang 5 : 1. Das heißt fünf Einheiten Ressourcenfokus und dann eine Einheit Belastungsfokus. Und später dann 4 : 1, 3 : 1, bis gleich viel Zeit für beide Fokusse verstreicht.
Lassen Sie auftauchen, was immer auftaucht: Es kann eine körperliche Wahrnehmung sein [Pause] oder eine Emotion auftauchen [Pause] oder es können Erinnerungen oder Bilder auftauchen.
[Kl. nimmt die Brille, die eine geringere Belastung aktiviert]

Kl.: Im Vordergrund ist es ruhig, die Sicherheit ist auch da. Es ist kurz ein Bild aufgetaucht von allen Schwestern und Ärzten. Die stehen da und kümmern sich um mich, sie bemühen sich um mein Leben.

Th.: Mmh.
[Kl. atmet entspannt. Es gibt längere Pausen des Ein- und Ausatmens.]

Kl.: Ich habe das Gefühl, dass sich mein ganzes System anstrengt, um zu überleben.

Th.: Mmh. [Wiederholt] Es geht ums Überleben. Das sind Überlebenskästen [die Brutkästen].

Kl.: Es ist beides: Anstrengung fast in jeder Zelle und gleichzeitig so eine Kraft in mir!

Th.: [wiederholend] So eine Kraft!

Kl.: Ich will! Ich will! Aber positiv.

Th.: Wo spüren Sie es im Körper? Dieses: „Ich will!“

Kl.: In den Beinen am meisten und in den Händen.

Th.: [wiederholend] In den Beinen und in den Händen.

Gegendruck ausüben, um eigene Kraft zu spüren

Th.: Können Sie meine Unterarme nehmen und mit Ihren Händen ganz fest dagegendrücken? – Um mir zu zeigen: Ich will leben! Mit der Kraft, die Sie haben.

Kl.: Ja! [Drückt mit beiden Händen kräftig gegen die Unterarme von Th. und lacht]

Th.: Danke schön! [Lacht ebenfalls] Ja, das war spürbar und überzeugend. Ihr Nervensystem kennt Leben. Es gibt da einen Ausschnitt: das Überleben, wenn etwas von rechts kommt – aktiviert es das Überleben. Und ansonsten sind Sie ganz im Leben drin. Würden Sie das so bestätigen?

Kl.: Ja. Auf jeden Fall!

Th.: Möchten Sie mal [die Brille] wechseln? [Beide lachen]
Können Sie während des Brillenwechsels bitte die Augen schließen?

Kl.: [atmet langsam ein und aus, Th. reicht die Brille mit größerer Aktivierung]

Th.: Wir sind jetzt im Wechsel 5 : 1.

Kl.: Ich merke, **es ist nicht mehr so stressig**! Ich merke es an den Füßen so ein bisschen.

Th.: **Wo spüren Sie es jetzt nicht mehr so stressig im Körper?**

Kl.: Das Becken ist nicht mehr so angespannt, die Füße sind mehr geerdet, der Bauch ist nicht mehr so aufgeregt. Es ist mehr Offenheit da: Ich sehe jetzt den grünen Pullover [eines Gruppenmitgliedes rechts von ihr sitzend], den ich vorher gar nicht wahrgenommen habe.

Th.: Ah! Ihr Gesichtsfeld erweitert sich, wow.

Kl.: Es ist nicht mehr so bedrohlich, da oben rechts hinzuschauen.

Th.: Versuchen Sie, das zu halten, wenn es anstrengender wird. Wechseln Sie die Brille immer gleich, ohne zu zögern – ja? Wenn Sie ahnen, dass es schlechter werden könnte, gleich wechseln.

Kl.: [atmet stark, wechselt zur Brille für geringere Belastung]
[nimmt das Wasserglas, trinkt ein paar Schlückchen und atmet dazwischen langsam aus]

Th.: Ja, genau, wieder da bleiben. Tut es Ihnen gut mit dem Schlucken?

Kl.: Es entspannt. Ich habe Neugierde im rechten Auge.
Das Auge wird lebendig. Ich will jetzt mal sehen, was das ist! Es ist nicht mehr so das Gefühl, es kommt Gefahr von rechts [illegible] eher Neugierde. Ein bisschen so.

Th.: Wollen Sie die Brille wie eine Sonnenbrille hochkippen? Lassen Sie mal neugierig dieses [rechte] Auge zu Wort kommen!

Kl.: Jetzt muss ich die Brille wieder aufsetzen! [Sie flüstert dabei]

Th.: Also es wechselt jetzt echt! Mmh!

Kl.: [atmet langsam ein und aus, für längere Zeit]

Th.: Das ist die stärkste Form: das Überleben!
Es gibt nun drei Einstellungen: das linke Auge: Leben; die mittlere Stellung: beide Augen; das andere, rechte Auge: Überleben.

Kl.: Es ist echt beeindruckend, wie warm/heiß die Hände werden, wenn das [rechte] Auge [geringere Belastung] abgedeckt ist!
[Atmet mehrmals ruhig aus und nimmt mehrere Schlückchen – dann nimmt Kl. die andere Brille, mit größerer Belastung]
Ich habe jetzt das Gefühl, als würde von der [rechten, belastenden] Seite jetzt auch Wärme kommen. Diese Seite ist jetzt auch nicht mehr so kalt, auch wenn der Blick nach rechts oben gerichtet ist.

Th.: [wiederholend] Die Wärme kommt jetzt auch von der rechten Seite.

Kl.: Ich merke noch ein bisschen Unruhe, wenn beide Augen nach rechts oben blicken.

Th.: Ja, geben Sie sich die Zeit, weiterzuverarbeiten, was möglich ist, von dieser Warte aus gesehen.

Kl.: [prozessiert, längere Sprechpause]

Entstehung eines neuen „Felt Sense“

Kl.: Es ist schön jetzt [lacht erfreut].

Th.: Das freut mich sehr! Sie haben allen Grund, sich emotional zu spüren, sich zu freuen.

Kl.: Es kommt von innen heraus!

Th.: Lassen Sie sich Zeit, damit Ihr Körper spürt: Das Überleben war der Start ins Leben. Das muss sicher sehr heftig sein: das Überleben vor dem Leben.

Kl.: [atmet währenddessen stark und intensiv aus und ein]

Th.: Sie sind dadurch auch sensitiver zu den anderen, und Sie sind dem gleich nachgegangen. Ihre Neugierde, Ihr Mut, den Dingen auf den Grund zu gehen!

Kl.: [atmet laut hörbar aus] Es ist ein Wahnsinn, wie es kribbelt! Uiii! [Lacht begeistert]

Th.: Welcome in life! [Beide lachen entspannt]

Kl.: Huuii! Es ist so, als würde es von hinten in den Körper hineingehen.

Th.: Das ist das Wichtigste der Sitzung, **das, was jetzt gerade ist**, mehr als der Anfang!

Kl.: [atmet laut und lacht lebendig] Heieiei! [Bewegt den Körper geschmeidig]

Th.: [muss mitlachen] Lassen Sie es so. Bewegen Sie sich einfach, wie Sie es möchten.

Kl.: [läuft, hüpft, bewegt sich im Raum herum, zunehmend freier]
Wie heißt es in der Werbung: „Wir machen den Weg frei."
[Räuspert sich dabei] Krass! Ich habe heiße Hände, warme Füße! [Lacht]
Huuu! Heieiei! [Atmet befreit, lacht] Alles ist viel entspannter!

Th.: Lassen Sie es länger [zeitlich] werden. Das Realisieren braucht seine Zeit. Jede Minute ist ein Gewinn. Die präfrontale Erkenntnis braucht länger dazu.

Den Therapiebogen schließen

Th.: Können wir uns wieder hinsetzen und alles noch mal durchgehen?
Sie sind angegriffen worden durch eine „Rotz-Attacke" eines fremden Mannes auf Ihre rechte Schulter. Ruhe und Sicherheit sind durcheinandergekommen, Ihre Sicherheit wurde bedroht.
Können Sie dieses Ereignis nochmals antippen? Checken Sie es – löst es etwas aus?

Kl.: Unsicherheit löst es noch aus, aber nicht mehr annähernd so stark.

Th.: Unsicherheit ist in so einer Situation auch adäquat. Es würde mich ehrlich gesagt ebenfalls verunsichern.
Und die andere Szene mit Ihrem Mann?

Kl.: Es entsteht nochmals eine Spannung im Bauch. Eher in Richtung Achtsamsein.

Th.: Möchten Sie noch etwas Wasser?

Kl.: [nimmt Wasser in mehreren Schlückchen und atmet dazwischen ruhig aus]

Th.: Hat es sich jetzt verändert?

Kl.: Ja, wie wenn der Level erreicht wäre, wo es adäquat ist. Interessant dabei ist: Meine Hände und Füße bleiben warm. Farben kann ich jetzt deutlich wahrnehmen: Rot, Schwarz, Blau. Das war vorher nicht so.

Th.: Jetzt sehen Ihre Augen auch wieder binokular, also beide gleichzeitig, davor nicht.

Kl.: [lebendig] Huuu! [Sie atmet entspannt ruhig ein und aus]

Abschließendes Überprüfen

Th.: Gibt es noch einen Bereich, der Ihnen einfällt zum rechten Aspekt?

Kl.: Ja, es ist jetzt hier [zur rechten Seite] offen. Es ist wie eine Schiebetür. Ich kann sie aufmachen und zumachen, wenn es zu bedrohlich ist. Jetzt gerade ist sie offen.

Th.: Spielt es eine Rolle, ob ich als Therapeut rechts oder links neben Ihnen stehe?
Kl.: [vergegenwärtigt es sich] [längere Pause] Jetzt im Moment ist es links noch angenehmer als rechts.
Th.: Können wir es ausprobieren? Wo soll ich beginnen: links oder rechts?
Kl.: Egal.
Th.: Wie ist es denn hier [auf der linken Seite]?
Kl.: Gut.
Th.: Und jetzt gehe ich auf die andere, die rechte Seite. Wie ist es jetzt?
Kl.: Es ist noch ein bisschen kribbelnd [lacht], aber nicht mehr bedrohlich.
Th.: Ist das so adäquat?
Kl.: Ja, dort darf es kribbelig sein.

[Sitzungsende]

Die Klientin hatte mir berichtet, dass ihre Angst und ihr Stress, wenn jemand rechts von ihr war, sich nach dieser Sitzung vollständig aufgelöst haben. Es ist erstaunlich zu beobachten, wie in Körper und Gehirn lebenslang gespeicherte **Angsterfahrungen von Ausgeliefertsein** und frühgeburtlicher Lebensgefahr durch die psychotherapeutische Nutzung der Neurozeption (siehe Kap. 5.5) in kurzer Zeit regulierbar werden und sich dadurch nachhaltig auflösen können.

In der Neuropsychotherapie des 21. Jahrhunderts liegen neue Möglichkeiten, um die seelisch belastenden Marker unserer Klientinnen auf bessere Weise heilen zu können. Sie sind von den Zugriffsmöglichkeiten unseres Bewusstseins abgeschnitten und wir sind daher mit kognitiv-therapeutischen Mitteln nur begrenzt in der Lage, Zugang zu den angst- und stressauslösenden Ursachen zu erhalten. Mit dem neuropsychotherapeutischen Traumafokus-Zugang können wir diese Lücke schließen, da wir begonnen haben, das Wissen von Physiologie und Psychotherapie zusammenzuführen und damit neue Wege zu beschreiten.

8.5 Die explizite Notfallintervention bei unerwarteter akuter Panikattacke

Es kommt in der psychotherapeutischen Praxis relativ selten vor, dass eine Kl. zu Behandlungsbeginn eine Panikattacke hat beziehungsweise mit einer solchen in der Praxis erscheint. Wie sich eine psychotherapeutische „Notfall“-Intervention hierzu gestalten kann, ist nachfolgend in wenigen Schritten skizziert:

Notfallintervention in vier Schritten

1. Als besonders wirksam erweist es sich, dass das Nervensystem als Erstes zur Beruhigung kommt, wenn die Kl. eine kontrollierte, bewusste Atemtechnik verwendet (vgl. dazu Kap. 4.4.3). Die Th. leitet die Kl. an, wiederholt langsam auszuatmen und langsam einzuatmen, die lange Ausatmung zu hören und zu spüren, wie sich der Brustkorb dabei senkt.
2. Während die Kl. dieses Atemmuster bewusst beibehält, lassen wir sie geradeaus schauen und bitten sie, für einige Sekunden auf ihren hochgehaltenen Zeigefinger vor dem Gesicht in Augenhöhe zu blicken, dann den Finger zur Seite zu nehmen und für einige Sekunden in die gleiche Richtung in die Ferne zur gegenüberliegenden Wand zu blicken. Anschließend lassen wir die Kl. wieder für 5–8 Sekunden zum vorgehaltenen Finger blicken usw.
3. Dieser Vorgang wird etwa eine Minute lang fortgesetzt (Th. kontrolliert die Zeit) und die Th. erkundigt sich, wie es sich im Moment anfühlt. Danach wird der Vorgang „Nah und fern“ fortgesetzt. Der SUD-Wert (SUD = Subject Unit of Distress) sinkt von Minute zu Minute, die Panikattacke verschwindet nach wenigen Minuten, das heißt, die Erregung hat deutlich abgenommen.
4. Man kann nun die Behandlung mit dem Thema der aufgetretenen Panikattacke in Ruhe fortsetzen, wofür sich die Verarbeitung mit der Traumafokus-Felt-Sense-Technik anbietet (siehe Kap. 6.6).

Durch das raschere Wechseln von nah/fern/nah usw. kommt es durch die Drehung der Augen nach innen bei nahem Sehen und nach außen beim Blick in die Ferne durch die sechs Augenmuskeln eines jeden Auges zu einer leichten Komprimierung der Augäpfel, was zur Folge hat, dass eine leichte sogenannte Bradykardie (= Verlangsamung des Herzschlags) eintritt. Dabei wird über den Seh- und Trigeminusnerv der beruhigende Vagusnerv stimuliert (Vagusstimulation). Die Kl. kann den beruhigenden Effekt innerhalb von wenigen Minuten spüren und wahrnehmen, wie sich die beklemmende Panik auflöst. Diese Technik ist von Grand (2013) mit der Bezeichnung „convergence therapy“ entwickelt worden.

Wichtig ist: Die Klientinnen sollten von Traumafokus-Therapeutinnen jeweils genau instruiert werden, bevor sie diese Technik in der Selbstanwendung ausüben.

9 Schmerztherapie mit Schmerzfokus

Bei chronischen Schmerzzuständen haben wir mit der **Schmerzfokus-Methode** einen Zugang zur Verringerung bzw. Auflösung der Schmerzintensität und zugleich zur biografischen Schmerzgeschichte (siehe auch Kap. 9.1).

Die meisten Menschen haben während ihres Lebens von früher Kindheit an schmerzhafte Erlebnisse. Wie viele dieser Erfahrungen wir gut verdauen und integrieren können, hängt von diversen bio-psycho-sozialen Faktoren ab. Dabei spielt die soziale Einbettung der jeweiligen Person eine wichtige Rolle.

Für Österreich gibt es keine aktuellen Schmerzstudien, weshalb für die folgenden Informationen die Ergebnisse der Metastudie von Harald Breivik aus dem Jahre 2006 herangezogen wurden. Demnach litten in Österreich 21 Prozent der Bevölkerung unter chronischen Schmerzzuständen, in Norwegen sogar 30 Prozent (Breivik et al., 2006). Die Datenlage ist nicht einheitlich. Man spricht heute bei Schmerzen von der **Volkskrankheit des 21. Jahrhunderts**, da etwa ein Fünftel der Weltbevölkerung von chronischem Schmerz betroffen ist.

Schmerz steht immer im Kontext von Stress- und schmerzhaften Erfahrungen, die sich im Schmerzgedächtnis angesammelt haben. Er wird von den betroffenen Menschen subjektiv bewertet und physiologisch gespeichert (vgl. Egle, 2011). Deshalb sollte die konventionelle Schmerztherapie erweitert und die subjektive Schmerzgeschichte in den Fokus gerückt werden. Für diesen therapeutischen Ansatz sind psychotherapeutische Kompetenzen erforderlich. In einer Prä-Post-Langzeitstudie (2016–2018) an der sysTelios-Klinik für Psychosomatik und Psychotherapie in Siedelsbrunn konnte die Wirksamkeit dieses Ansatzes nachgewiesen werden (siehe Kapitel 10 und Anhang B, ausgewertet von Nina Schultz). Es wurde in dieser Studie nachgewiesen, dass chronische Schmerzen mit Schmerzfokus (ehemalig Painspotting) psychotherapeutisch erfolgreich behandelbar sind (siehe auch Kap. 9.3, 9.4, 9.5).

9.1 Entstehung und Verständnis von Schmerz

Wir empfinden einen Schmerz erst, wenn er eine bestimmte Stärke erreicht hat. Eine Hautrötung kann sich zu einem starken, schmerzenden Sonnenbrand ausweiten, ein Magengefühl kann sich zu kolikartigen Magenkrämpfen entwickeln, die äußerst schmerzhaft sind. Dafür sind Nervenzellen zuständig, sogenannte **Nozizeptoren**, die als schmerzleitende Bahnen von der Haut zum Rückenmark führen und von dort zum Gehirn weitergeleitet werden. Auf Schmerzreize reagieren Menschen sehr unterschiedlich, da die Erfahrungen von Schmerz individuell gemacht wurden. Die Wahrnehmung von Schmerzen ist subjektiv und kann nicht mehr objektiv betrachtet werden, wenn aus einem Schmerz ein chronisches Schmerzsyndrom wird.

9.1.1 Schmerz verstehen

Um Schmerzerkrankungen heilen zu können, müssen wir Schmerz verstehen: Wie bereits in Kap. 1.2 zur historischen Entwicklung von chronischen Schmerzzuständen beschrieben wurde, unterscheidet man zwischen **akutem und chronischem Schmerz**.

> **Beispiele für akuten und chronischen Schmerz**
> Eine typische Erkältungserscheinung in der beginnenden kalten Jahreszeit ist ein Hustenreiz mit Schleimbildung in den Bronchien, der mitunter lästig und schmerzhaft werden kann. Wir spüren diesen Hustenschmerz ständig. Der **akute Schmerz** meldet sich konstant, bis er abgeklungen ist.
> Sehen wir uns nun einmal einen typischen **chronischen Schmerz**, den Bandscheibenvorfall, an. Für viele Schmerzleidende handelt es sich dabei um einen äußerst stark werdenden Schmerz. Bei chronischen Schmerzpatientinnen fällt die Schmerzintensität bei gleicher Befundlage sehr unterschiedlich aus, was auffällig erscheint. Wenn nun eine seit über einem Jahr unter einem Bandscheibenvorfall Leidende in ein tolles Konzert geht und danach begeistert nach Hause fährt, fällt ihr auf, dass sie währenddessen komplett schmerzfrei war. Wenn die Person einen einmalig schönen Sonnenuntergang am Strand erlebt, bei dem die Sonne am Horizont scheinbar vom Meer verschluckt wird, bleiben währenddessen die eben noch starken Schmerzen wie durch ein Wunder aus. Dies berichten chronische Schmerzpatientinnen regelmäßig, wenn sie darauf angesprochen werden.

Darüber sollten wir einmal nachdenken! Wenn jemand emotional geborgene Momente erlebt oder eine positiv-intensive Ablenkung erfährt, werden einerseits positive Emotionen hervorgerufen, andererseits wird im denkenden Gehirn (= präfrontaler Kortex) eine schöne Erfahrung bewusst. Bei den chronischen Schmerzpatientinnen, die unter Fibromyalgie leiden, liegt das Problem darin, dass die emotionale und kognitive Schmerzhemmung nicht mehr erfolgt. Eine internationale Forschergruppe um Karin Jensen et al. (2012) stellte fest, dass bestimmte Gehirnareale, die für die Schmerzhemmung und -regulation zuständig sind (orbitofrontaler Kortex, Amygdala und Hirnstamm/PAG), nicht mehr auf Schmerzreize reagieren, d.h., der Schmerz kann im Gehirn nicht mehr hinunterreguliert werden und bleibt ungebremst bestehen. Dies erklärt neurophysiologisch die Qualen, denen Menschen mit einem Fibromyalgie-Syndrom ausgesetzt sind (siehe auch Egle, Ecker-Egle & Nickel, 2011).

Durch emotional intensive und positive „Ablenkung" werden diese Areale im Gehirn kurzweilig reaktiviert und hemmen die Schmerzbahnen im Körper. Mit dafür entwickelten schmerztherapeutischen Traumafokus-Techniken haben wir ebenfalls gute Zugangsmöglichkeiten, um Fibromyalgiepatientinnen langfristig erfolgreich behandeln zu können (siehe Kap. 9.5).

Medikamentöse Therapien bei chronischem Schmerz hingegen sind langfristig meist wirkungslos oder zeigen nur vorübergehend positive Wirkung. Eine Schmerztherapie ist laut George Engel (2011) ein bio-psycho-soziales Geschehen, das heißt, sie kann nur dann zu nachhaltigem Erfolg führen, wenn wir die psychischen Zusammenhänge mitberücksichtigen und in die Therapie miteinschließen. Dies trifft insbesondere bei chronischen Schmerzerkrankungen zu.

Bei meinen Schmerzpatientinnen habe ich festgestellt, dass der Behandlung von Schmerzzuständen jeweils eine **biografische Schmerzgeschichte** zugrunde liegt, die in der Bewältigung von Schmerz eine ernst zu nehmende Rolle spielt. In der medizinischen Fachwelt wird Schmerz immer noch als ein körperliches Leiden verstanden und in der Folge unzureichend behandelt.

Beispiel für eine Symptombehandlung von Schmerz

Wenn eine Klientin mit einem Schmerzleiden, beispielsweise mit Rücken- und Gelenkschmerzen, zu mir in die Praxis kommt, wird mir berichtet, dass alles abgeklärt wurde und sie verzweifelt nach weiterer Hilfe sucht. Klassische Krankengeschichten haben ähnliche Verläufe: Die Hausärztin verschreibt der Patientin ein schmerzstillendes Mittel und überweist sie an die Fachärztin für Orthopädie; man sucht mithilfe von bildgebenden Verfahren nach den Ursachen, überweist die Patientin bei unzureichenden Ergebnissen an die Neurologin, welche weitere Untersuchungen anstellt und die Patientin ohne Befund an eine Psychiaterin weiterschickt, weil es sich ihrer Meinung nach um eine Depression handelt. Obwohl die von Schmerz geplagte Klientin alle Ratschläge befolgt hat, werden ihre Symptome nicht besser. Ihre Hausärztin hatte ihr zuletzt zehn Physiotherapiesitzungen verordnet, die ebenfalls keine langfristige Verbesserung gebracht haben.

Das Problem scheint nicht daran zu liegen, dass wir keine guten Fachexpertinnen haben. Es liegt vielmehr daran, dass **chronischer Schmerz** heutzutage immer noch **als Symptom** behandelt wird. Die Stelle, wo es wehtut, steht im Zentrum der Behandlung, und die Ursachen und Zusammenhänge werden physiologisch und anatomisch betrachtet. Tatsache ist, dass sich beim chronischen Schmerz die Schmerzreize im Gehirn verselbstständigt haben und dort bestimmte Areale, die für die Weiterverarbeitung und Regulation zuständig sind, buchstäblich lahmlegen (siehe Kap. 9.2).

Die noch fortschrittlichere Fachmeinung in der Humanmedizin bezieht bestenfalls psychopathologische Aspekte wie eine Depression als Ursache für chronischen Schmerz mit ein. Aber auch diese Annahme ist bei näherem Wissensstand nicht ganz zutreffend, da die **Depression** eher als Folge einer chronischen Schmerzerkrankung zu verstehen ist (Zermürbung, Hoffnungslosigkeit, Lebenseinschränkung). Somit würden psychiatrisch lediglich die Folgen behandelt und nicht die Ursachen. Hingegen zählen **Angststörungen** bei 77 Prozent der Schmerzpatientinnen zu den auslösenden Faktoren von Schmerz (vgl. dazu Knaster et al., 2012).

Man sollte nicht übersehen, dass chronische Schmerzen nur dann nachhaltig behandelbar werden können, wenn wir **Schmerz und Psyche** zusammen betrachten. **Der chronische Schmerz ist ein subjektives Geschehen** und gehört entwicklungsgeschichtlich betrachtet zu den frühesten und häufigsten Erfahrungen eines jeden Individuums (vgl. dazu Kröner-Herwig et al., 2017).

Nach meinen eigenen klinischen Erfahrungen hängt das aktuelle Schmerzerleben bei vielen Klientinnen sehr stark davon ab, inwieweit

- sie im Leben bei schmerzhaften Erlebnissen ohne Beistand alleingelassen worden sind,
- sich schutzlos ausgeliefert fühlten,
- die Umgebung ängstlich-hilflos reagiert hat,
- sie frühe traumatisierende Erfahrungen gemacht haben.

9.1.2 Der Zusammenhang von Stress und Schmerz

Bei der Regulation von Schmerz und Stress gibt es physiologische Überlappungen. Beide Phänomene fordern die Homöostase von Körper und Gehirn heraus. Darüber hinaus haben chronischer Stress und chronische Schmerzen ein gemeinsames Verhaltensmodell für das Löschen negativer Erinnerungen. Das limbische Gehirn, insbesondere Stirnlappen, Mandelkerne und Hippocampus, spielt beim Lernen von Stress und Schmerz eine wichtige Rolle. Diese Gehirnbereiche integrieren afferente, schmerzleitende Signale oder Stresssignale mit internalen Zuständen und erzeugen Lernsignale, die für die Entscheidungsfindung erforderlich sind.

Wie Abdallah und Geha (2017) erforscht haben, zeigt die Verarbeitung von Stress und Schmerz im Gehirn verblüffend viel Übereinstimmung (in der Überlappung von Amygdala, Hippocampus, Striatum, Insula und anteriorem cingulären Cortex).

In der Kopfschmerzforschung nimmt man an, dass der „Motor" beim Cluster-Kopfschmerz im Hypothalamus liegt (May et al., 1998).

Chronische Schmerzen können als eine Form von chronischem Stress angesehen werden (Abdallah & Geha, 2017). Demzufolge sollten wir die psychologisch-psychotherapeutische Arbeit bei chronischem Schmerz ebenso ernst nehmen, wie wir dies bei Stresserkrankungen bereits tun.

9.2 Der Blick ins Gehirn – die Schmerzmatrix

Apkarian und Bushnell (2005) sowie Bushnell, Čeko und Low (2013) beschrieben die Schmerzbahnen und -regulation im Gehirn bei der Schmerzverarbeitung und bezeichneten sie als die **Schmerzmatrix im Gehirn**. Sie konnten mithilfe bildgebender Verfahren in verschiedenen Studien nachweisen, wie Schmerz im Gehirn abläuft.

Man kann in der schematischen Darstellung des Gehirns (siehe Abb. 6) die Komplexität der Schmerzverarbeitung erkennen. Egle (2017) beschäftigte sich

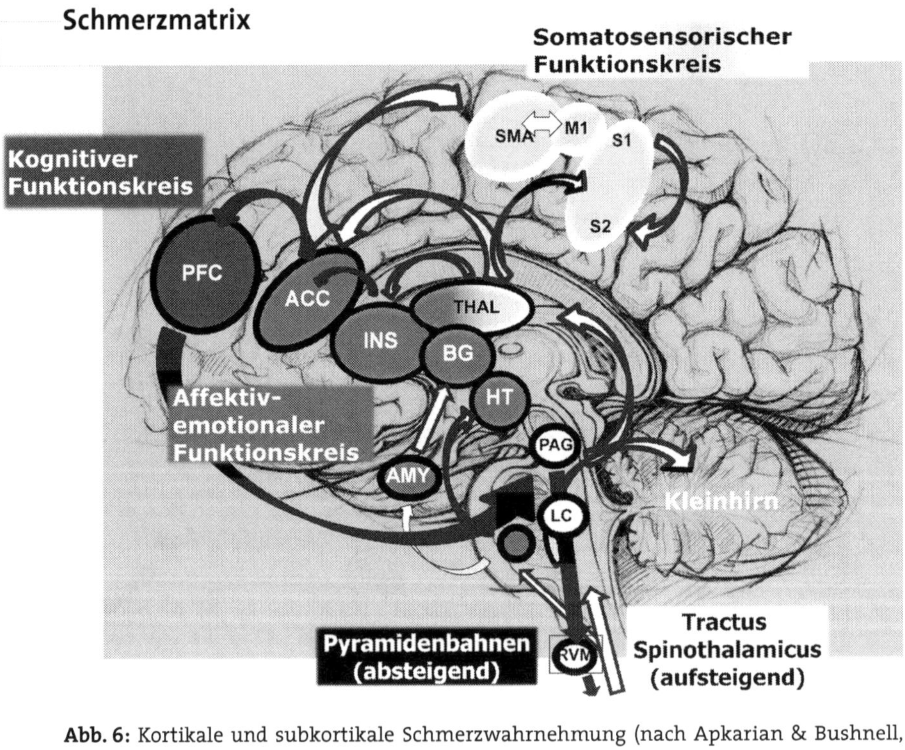

Abb. 6: Kortikale und subkortikale Schmerzwahrnehmung (nach Apkarian & Bushnell, 2005)

bei der Behandlung von Fibromyalgie- und SIH-Patientinnen (= Stress induzierte Hyperalgesie) eingehend mit der Frage, wie aus Stress Schmerz wird.

9.2.1 Aufsteigende Schmerzbahnen – Schmerzerfahrung

Die weißen Pfeile in Abb. 6 zeigen die aufsteigenden Bahnen eines Schmerzreizes, wie zum Beispiel bei akutem Schmerz im Körper (peripherer Schmerz). Vom Hinterhorn des Rückenmarks gelangt der Schmerzreiz über den Tractus Spinothalamicus ins Gehirn zum Thalamus (THAL) sowie über die Parabrachial-Kerne (PB) im Hirnstamm zum Hypothalamus (HT) und zu den Mandelkernen (AMY), die als eines der Gehirnzentren für affektiv-emotionale Schmerzmodulation zuständig sind. Von dort werden die Signale zu den Basalganglien (BG) geleitet, die für Schmerzverarbeitung und Schmerzintegration zuständig sind (Borsook et al., 2010). Der Thalamus fungiert als eine Art „Verteilersteckdose" und leitet die Schmerzreize in höher entwickelte Hirnregionen weiter zum somatosensorischen Rindenfeld (S1 = primär-sensibles Areal, S2 = sekundär-sensibles Areal). Hier wird die Lokalisation und Beschaffenheit des Schmerzes registriert – wir spüren einen Schmerz (hellgraue Felder des somato-sensorischen Funktionskreises). Zugleich wird der Schmerzreiz in der vorderen Gürtelwindung (ACC = anteriorer cingulärer Cortex) und in der Insula (INS) des limbischen Systems emotional bewertet: „Aua!" Nun feuert es auch im primären Motorkortex (M1) und im motorischen Kortex (SMA = supplementär-motorisches Areal), wir reiben die schmerzende Stelle oder spannen unsere Muskeln an (mittelgraue Felder des affektiv-emotionalen Funktionskreises in Abb. 6: ACC, INS, BG, HT, AMY).

9.2.2 Absteigende Schmerzbahnen – Schmerzhemmung und -modulation

Die absteigenden Bahnen (schwarze Pfeile; vgl. Abb. 6), auch Pyramidenbahnen genannt, spielen eine zentrale Rolle bei der Schmerzhemmung und -modulation. Entscheidend sind dabei die vordere Gürtelwindung (ACC = **anteriorer cingulärer Cortex**) und der vordere Stirnlappen (PFC = **präfrontaler Kortex**; vgl. dunkelgraues Feld des kognitiven Funktionskreises); hier wird ein **Schmerzreiz emotional und kognitiv bewertet**, beispielsweise wie schlimm der entstandene Kratzer beim Sturz vom Fahrrad ist, indem man auf die Stelle blickt und feststellt: „Es blutet wohl, aber es tut nicht weh" oder sich denkt: „Das wird schon wieder!"

Emotionale und kognitive Bewertung wirken sich auf die Schmerzmodulation und -regulation entscheidend aus, je nachdem, ob jemand im sozialen Kontext gut eingebettet ist oder viele schmerzhafte Erfahrungen allein durchstehen musste/muss (vgl. dazu die Metastudien von Bushnell, Čeko & Low, 2013).

Die schmerzverarbeitenden Bahnen gelangen zum zentralen Höhlengrau (PAG = periaquäduktales Grau). Das **PAG** liegt im Mittelhirn des Hirnstammes und kontrolliert die **Schmerzmodulation** in den höheren Gehirnregionen (vgl. Tracey et al., 2002). Ebenso werden die absteigenden schmerzleitenden Bahnen durch das PAG zentral moduliert und die schmerzhemmenden Botenstoffe Noradrenalin im Locus Caeruleus (LC) und Serotonin (Raphe-Kerne) über die rostroventromediale Medulla (RVM) zum Hinterhorn des Rückenmarks geleitet, um den Schmerz im Körper zu regulieren bzw. zu hemmen (vgl. Ossipov, Dussor & Porreca, 2010).

9.2.3 Erkenntnisse zum Fibromyalgie-Syndrom

Eine internationale Forschungsgruppe um Karin Jensen fand 2012 heraus, dass die Schmerzhemmung im Gehirn bei Fibromyalgie-Patientinnen, die unter einem dauernden **Ganzkörperschmerz** leiden, kaum mehr vorhanden ist (Jensen et al., 2012). Dies wäre ein wichtiger Hinweis darauf, weshalb konservative Behandlungen bei dieser chronischen Erkrankung nicht anschlagen. Die Forschungsgruppe hat in einer kontrollierten Studie nachgewiesen, dass bei Fibromyalgie-Patientinnen die **Netzwerke der absteigenden schmerzhemmenden Bahnen** (schwarze durchgestrichene Pfeile in Abb. 6 auf S. 120) im Gehirn nicht mehr feuern. Davon betroffen sind die zentralen Schmerzmodulatoren wie der Stirnlappen (**orbitofrontaler Kortex** = OFC), der das limbische System mit dem Stirnlappen koordiniert (siehe Abb. 7). Ebenfalls sind die **Amygdala** (AMY) und der wichtigste Schmerzmodulator, das zentrale Höhlengrau oder **periaquäduktales Grau** (= PAG), betroffen, welche die Regulation von Schmerzintensität (Hemmung und Erregung) vom zentralen Nervensystem (ZNS) in den Körper bestimmen.

Schmerzrezeptoren im Gehirn von Fibromyalgie-Patientinnen feuern ungebremst durch den Ausfall der hemmenden Botenstoffe. Der Schmerz weitet sich im Gehirn zu einer chronischen Schmerzmatrix aus (vgl. graue Fläche in Abb. 7). Beim **chronischen Schmerz übernimmt das Gehirn die Regie** (vgl. Egle, 2014). Die Schmerzhemmung im Gehirn ist bei Frauen deutlich geringer als bei Männern, da bei Männern mehr schmerzhemmende körpereigene Morphine vorhanden sind (Loyd & Murphy, 2009). Es ist daher nicht verwunderlich, dass deutlich mehr Frauen als Männer an Fibromyalgie erkranken. Ebenso leiden mehr Frauen als Männer unter chronischem Schmerz (Kröner-Herwig et al., 2017). Bildgebende Studien zeigen, dass es bei chronischen Schmerzpatien-

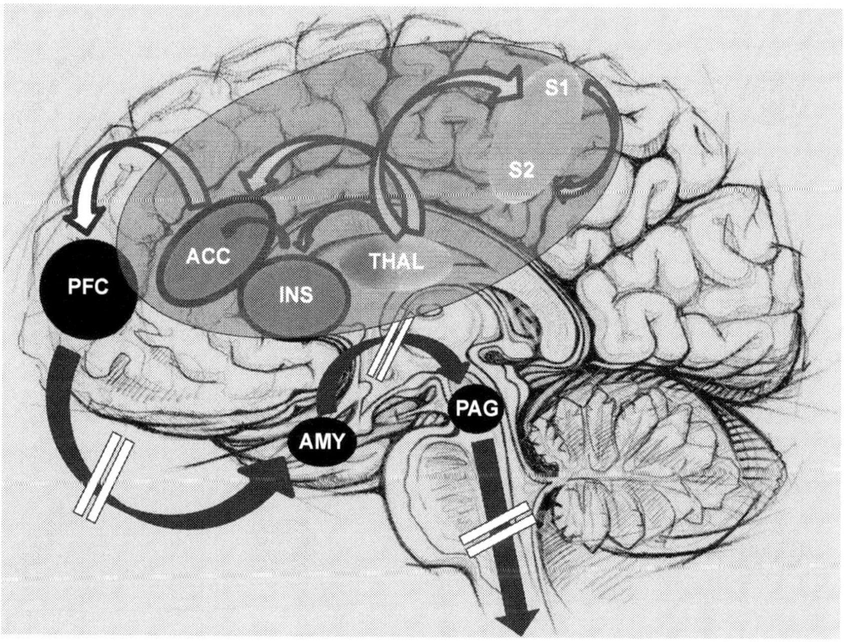

Abb. 7: Chronische Schmerzspirale bei Fibromyalgie-Patientinnen (eigene Darstellung nach Jensen et al., 2012)

tinnen im Gehirn zu einer Abnahme der grauen Substanz kommt (Geha et al., 2008; Apkarian et al., 2004).

Ein Leben mit Dauerschmerz ist aus der Sicht dieser Menschen die Hölle, führt zu Berufsunfähigkeit und zum Verlust von sozialen Netzwerken, da viele Fibromyalgie-Patientinnen nicht mehr „normal" am Gesellschaftsleben teilnehmen können – ein wahrer Teufelskreis.

Wir konnten mit dem schmerztherapeutischen Ansatz von Traumafokus erste gute Ergebnisse erreichen – mit vorübergehender Schmerzfreiheit nach jeder Sitzung. Jedoch zeigte sich, dass wir bei schweren Fällen nur mit einer Langzeittherapie eine nachhaltige Schmerzauflösung erreichen können. Im Fachkolleginnenkreis scheinen die Ergebnisse in eine vielversprechende kurative Richtung zu gehen.

9.2.4 Psychosoziale Ursachen für chronische Schmerzerkrankungen

Schmerz ist als eine **komplexe Sinneswahrnehmung** zu verstehen, bei der Körper und Psyche eng zusammenwirken. Akuter Schmerz hat eine Warn- und

Schutzfunktion mit Vermeidungsreflexen, die bei chronischem Schmerz verloren geht. Chronischer Schmerz wird heutzutage als eigenständiges Krankheitsbild angesehen. Jahrelange EEG-Studien zu kurzen und lang anhaltenden Schmerzreizen führten die deutsche Schmerzforschergruppe um Markus Ploner zu dem Ergebnis: „Dauert ein Schmerz über einen längeren Zeitraum an, so wandelt er sich offensichtlich von einem reinen Wahrnehmungsprozess zu einem sehr emotionalen Prozess" (Enrico Schulz et al. 2015, S. 2, aus dem Englischen übersetzt).

Chronische Schmerzerkrankungen gelten als eine weltweit verbreitete Gesundheitseinschränkung und bedeuten für Betroffene je nach Ursache eine manchmal schwere Beeinträchtigung im Wohlbefinden und in der Lebensqualität.

Chronische Schmerzerkrankungen sind grundlegend im Kontext von emotionalen Erfahrungen mit Schmerz zu verstehen. In diesem Unterkapitel wird auf die möglichen Ursachen (Prädiktoren) von Schmerz näher eingegangen:

- **Kriegsveteranen (Kriegstrauma)**
  Die höchste Rate einer Komplexen Posttraumatischen Belastungsstörung (K-PTBS) finden wir bei Kriegsveteranen. Während eines Kriegseinsatzes an der Front befindet sich ein Soldat in permanenter Lebensgefahr. Wir wissen, dass bereits nach wenigen Tagen Kriegseinsatz das Nervensystem nicht mehr in der Lage ist, den extremen Stress zu regulieren. Nach monatelangem Einsatz tragen demzufolge viele Soldaten eine komplexe PTBS als Traumafolgestörung davon.
- **Sexuelle Körperverletzung (Vergewaltigung)**
  Diese kommt in der Zivilgesellschaft häufig vor und wird insbesondere im familiären Kontext verdrängt und tabuisiert. Hinsichtlich transgenerativer Übertragungen sollten Therapeutinnen wachsame Sensoren haben. Die Vulnerabilität und der Auslieferungsgrad sind vor dem Jugendalter am größten.
- **Soziale Ausgrenzung und Mobbing im Kindesalter**
  Ausgeschlossen von Gruppen, Schulklassen oder Freundinnen zu sein, ist eine sehr schmerzhafte Erfahrung mit großer, anhaltender Verletzlichkeit, wenn diese nicht unterbrochen oder aufgelöst werden kann.
  Bildgebende Studien von Eisenberger et al. (2006) zeigen, dass soziale Ausgrenzung zu sozialem und körperlichem Schmerz führen kann und im Gehirn dieselben Regionen im cingulären Kortex des limbischen Systems wie bei chronischem Schmerz betroffen sind.
- **Krankenhausaufenthalt im Kleinkindalter**
  Ein früher Krankenhausaufenthalt und die damit verbundene physische und soziale Trennung führt bei Kindern in den ersten beiden Lebensjahren zu existenzieller Erschütterung, Verlustängsten und Desorientierung. Die

kontinuierliche Bindung wird jäh unterbrochen, und damit geht eine lebenswichtige Sicherheit verloren, die bis dahin da gewesen ist.
Die Stimme der Eltern, der Augen- und Körperkontakt, die emotionale Wärme und zu guter Letzt der Rhythmus von Aufmerksamkeit und Liebe fehlen dem Kind.

- **Elterliche Gewalt und spätere eheliche Gewalt**
  Fast jedes zehnte Kind in Deutschland erlebt körperliche Gewalt im Elternhaus. Elterliche Gewalterfahrungen sind Risikofaktoren für die kognitive, emotionale und soziale Entwicklung von Kindern, meinen die deutschen Entwicklungsforscher Christian Pfeiffer, Peter Wetzels und Dirk Enzmann (1999, S. 11). Die Ursachen dafür sind insbesondere Partnerkonflikte der Eltern. Häufig setzt sich Gewalt im Elternhaus generativ fort. Eheliche Gewalt ist eine der häufigsten Folgen von elterlicher Gewalt. Außerdem spielt das Bildungsniveau statistisch gesehen eine Rolle, d.h., in bildungsarmen Familien herrscht eine größere Bereitschaft zu körperlicher Gewalt vor. Häufig massiv geschlagene und körperlich gezüchtigte Kinder weisen eine hohe Prävalenz von chronischen Schmerzsymptomen auf. Wir finden sexuelle und psychische Gewalterfahrungen verstärkt bei Menschen, die unter einem Fibromyalgie-Syndrom leiden. Die Fibromyalgie gilt nach neueren Erkenntnissen als eine Stressverarbeitungsstörung (Egle, 2011). Patientinnen erleben diese Erkrankung als Ganzkörperschmerz.
- **Psychosoziale Prädiktoren nach operativen Eingriffen**
  „Verschiedene psychosoziale Faktoren können das Schmerzerleben von Patienten mit chronischen Schmerzen beeinflussen bzw. möglicherweise dazu beitragen, dass der Schmerz eher chronisch wird als bei Patienten ohne diese Faktoren. Hinweise für folgende psychosoziale Prädiktoren, die mit chronischen Schmerzen nach Operationen assoziiert sein können, liegen vor: Erwartungsangst vor der Operation, Hypervigilanz, Katastrophisieren, Angst, eine introvertierte Persönlichkeit, Depression, schlechte Erinnerungen, das soziale Umfeld, die berufliche Arbeit und das Ausmaß der Aktivitäten des täglichen Lebens“ (Schnabel, 2010, S. 523).

In der Schmerzmedizin gehört der **Phantomschmerz** nach Amputationen zu den am häufigsten auftretenden postoperativen chronischen Schmerzerkrankungen. Unter einem Phantomschmerz versteht man Schmerzen im amputierten und damit nicht mehr vorhandenen Körperteil. Der indische Neurologe Vilayanur Subramanian Ramachandran (2011) entwickelte in den 1990er-Jahren zur Behandlung des Phantomschmerzes die sogenannte **Spiegeltherapie**, bei der mithilfe eines Spiegels das fehlende Gliedmaß gespiegelt wird. Dadurch wird dem Gehirn vorgetäuscht, dass die PatientIn wieder beide Gliedmaßen besitzt, was dazu führt, dass durch dieses Training der Phantomschmerz verschwindet.

9.3 Schmerzfokus: Felt-Sense-Technik zur Verarbeitung der Schmerzgeschichte

Um fokussiert mit Ausschnitten der biografischen Schmerzgeschichte zu arbeiten, empfiehlt es sich, am besten zu Beginn einer Schmerztherapie mit dem Körperschema die Schmerzanamnese durchzuführen (siehe Anhang A). Die schmerztherapeutische Arbeit mit der Schmerzgeschichte nimmt eine wichtige Stellung in der Behandlung von Menschen mit chronischen Schmerzerkrankungen ein. Die Vorgehensweise in Traumafokus kommt mit wenig Interventionen und Techniken aus, was verdeutlicht, dass die in diesem Buch bereits ausführlich beschriebene therapeutische Grundhaltung von fokussierter Aufmerksamkeit (limbisches Sprechen, Augenpositionen beobachten, Beobachten des Atemmusters) und das neurophysiologische Wissen ein zentraler Bestandteil der Schmerzfokus-Psychotherapie sind. Dies wird am folgenden, verkürzten Fallbeispiel erläutert.

Fallbeispiel „Ursula"

Vor einem Jahr meldete sich eine 32-jährige Frau, die seit zehn Jahren unter einem schweren chronischen Reizdarmsyndrom litt, das medizinisch (internistisch, labortechnisch, immunologisch und bakteriologisch) bereits mehrmals gründlich abgeklärt worden war. *„Alle Untersuchungen, Medikamente und Therapieangebote haben keine Verbesserung gebracht – ich kann entweder nur ein wenig Essen zu mir nehmen oder ich kann nur etwas trinken, aber beides zusammen geht nicht infolge der kolikartig auftretenden Schmerzen"*, meint Ursula. *„Oft habe ich deswegen Hunger, weil ich nach dem Trinken stundenlang warten muss, bis ich wieder essen kann. Einmal sagte ein Arzt in der Psychosomatik zu mir, ich hätte eine Anorexia nervosa – aber ich habe ja Hunger und möchte essen, verstehen Sie?"*

Nach einer eingehenden Schmerzanamnese kristallisiert sich heraus, dass die Kl. aus einer zerrütteten Familie stammt, in sozialer Armut und Gewalt aufwuchs und auf sich allein gestellt war. Ihre Lebenssituation scheint sich insofern gegenwärtig widerzuspiegeln, da sie mir auch erzählt, wie oft sie in den letzten Jahren bei Untersuchungen als *„nicht kooperativ, wehleidig, medizinisch gesund und uneinsichtig"* bezeichnet worden war.

In einer Folgesitzung offeriere ich Ursula den Einstieg in die Sitzung mithilfe des Körperressourcen-Scans und ruhiger, bewusst gesteuerter Atmung. Nach einigen Minuten spürt sie ihre Arme, Hände und Beine angenehm *„warm und lebendig"*. Als Th. verwende ich gerne die vorgegebene Sprache meiner Kl. im Prozess und ersuche Ursula, ihre Augen dorthin schweifen zu lassen, wo sie sich mit *„warm und lebendig"* verbunden fühlt. Das wird zu ihrem Augenfokus als Ausgang für die Verarbeitung ihres Themas mit schmerzendem Darm. Ihre Körperressourcen umhüllen sozusagen wie ein wärmender Schutz das körperlich belastende Symptom, um den Zugang zur Regulation im Gehirn zu verbessern.

Th: Vergegenwärtigen Sie sich den Bereich des Bauchraumes. [Pause] Wie nehmen Sie ihn gerade wahr?

Kl.: Es fühlt sich an wie ein eiserner Kloß im Bauch.

Th: Okay – registrieren Sie einfach den eisernen Kloß im Bauch, während Sie Ihre Körperressourcen spüren – verbunden mit Ihrem Augenfokus. Und schauen Sie einmal, wie das so geht, okay?

Kl: Okay – ja, ich spüre die Arme und Beine warm und angenehm.

Th: Wunderbar – spüren Sie, wie es sich anfühlt, die Arme und Beine warm und angenehm zu spüren. [Pause] Lassen Sie nun alles auftauchen, was auftaucht, seien es Körperempfindungen, die auftauchen [Pause], oder Emotionen, Gefühle, die auftauchen [Pause], oder Erinnerungen oder Bilder. Fokussieren Sie währenddessen auf Ihre Atmung, das Hören der eigenen Atmung [atmet ein, atmet aus] sowie auf Arme, Hände und Beine – okay?

Kl.: [nickt und atmet langsam und ruhig]
[etwa 2 Min. verstreichen]
Ich bin sehr klein und stehe auf einem Feld, einem Acker, und höre in der Ferne einen Traktor. Ich habe nur einen Schuh an, der linke Schuh fehlt. Ich stehe barfuß im Acker auf dem Land, wo meine Großeltern wohnen – mir ist kalt, es weht der Wind kalt. Mein Körper zittert und ich – mein Körper tut weh und ist ganz heiß – alles tut weh. [Ihre Atmung beginnt zu stocken.]

Th.: Ursula, atmen Sie freundlich, ruhig und langsam weiter.

Die Kl. beobachtete wie in einer Trance mit Gegenwartsbezug, wie sie damals von den geschiedenen, brutalen Eltern davonlief und bei den Großeltern Unterschlupf fand. Sie bekam warmes Essen und Milch, hatte ein Bett. Die Großeltern waren Bauern und verlangten ohne Gegenrede von Ursula, die vier Jahre alt war, dass sie wie eine erwachsene Magd arbeiten musste. Dafür bekam sie zu essen. Das Schicksal wendete sich, als die Großmutter zunehmend mürrischer wurde und das kleine Mädchen mit einem Lederhandschuh regelmäßig körperlich misshandelte, sodass Ursula danach kaum mehr gehen konnte. Erst heute in der Therapiesitzung offenbarte sich ihr aus dem Unbewussten, dass sich der Großvater an ihr im Alter von sechs Jahren verging, als er eines Abends betrunken vom Gasthaus nach Hause kam.

Obwohl sich das Trauma von Ursula in vollem Umfang zeigte, wirkte Ursula überraschenderweise ruhig und erleichtert. Sie meinte am Ende der etwas länger dauernden Sitzung zu mir: *„Ich bin eigentlich froh, dass ich jetzt weiß, was in der Zeit bei meinen Großeltern los war, ich hatte keine Erinnerungen mehr daran. Und es fühlt sich komischerweise gut an, die Wahrheit zu kennen und meinen Körper zu verstehen."* Ich lasse Ursula vor Abschluss der Sitzung einen sogenannten Entwicklungsfokus finden, mit einer neuen Augenposition, die mit ihrem gegenwärtigen Körpergefühl und dem Gefühl „froh" verbunden ist.

Wichtig für diese Arbeitsweise ist es, dass die Kl. kontinuierlich aus der Gegenwartsperspektive frühere traumatische Erfahrungen beobachten und dadurch nicht wieder erleben müssen.

Fortsetzung des Fallbeispiels
Ursula kam nach einer Woche wieder zur Therapie und berichtete, dass sie wie durch ein Wunder ohne Schmerzen essen und trinken konnte. Erst habe sie es gar nicht bemerkt, dass sie ganz normal frühstücken konnte, aber dann sei es ihr aufgefallen. Ich wusste, dass ein wertvoller Schritt auf einem langen Weg gemacht war und dass es noch eine gewisse Zeit benötigen würde, bis sich ihre karge, gewaltüberzogene Kindheit in ihr heutiges Leben integriert haben würde. Nach einem Jahr intensiver Therapie waren alle Symptome allmählich aufgelöst und integriert.

9.4 Die Schmerzfokus-Technik mit Körperpositionen

Nach jahrelanger Beschäftigung mit Psychotherapie und Schmerz bin ich auf einen Zugang gestoßen, wie man chronischen Schmerz therapeutisch nachhaltig auflösen kann. Dies gilt insbesondere bei Gelenkschmerzen wie Knieschmerz, Hüftschmerz und Fußgelenkschmerz. Die Kl. nimmt eine Körperhaltung ein, bei der sie den Schmerz bewusst etwas aktivieren kann. Dazu folgt ein kontrolliertes, bewusstes Atemmuster von ruhigem, langsamem Atmen mit einer dazu gefundenen spontanen Augenposition im Gesichtsfeld, die mit der Stärke des Schmerzes gekoppelt ist. Empirisch gesehen verringert sich der Schmerzzustand innerhalb einer Sitzung von 45 Minuten signifikant oder er löst sich zur Gänze nachhaltig auf.

Abhängig von der Art des Schmerzes gibt es zwei verschiedene Zugangsmöglichkeiten:

Bei **akutem Schmerz** wird zunächst eine Körperhaltung eingenommen, in welcher der Schmerz noch erträglich ist. Mithilfe kontrollierter Atmung und Augenposition wird der bestehende Schmerz durchgearbeitet, bis er nicht mehr wahrnehmbar ist. Im nächsten Schritt wird eine Körperposition eingenommen, bei welcher der Schmerz wieder spürbar wird. Dies geschieht in weiterer Folge analog, bis das Gelenk wieder voll beweglich und funktionsfähig ist.

Bei **chronischem Schmerz** (siehe anschließendes Fallbeispiel) wird eine Körperhaltung eingenommen, in welcher der Schmerz am stärksten wahrgenommen wird. Die Position bleibt möglichst unverändert, bis der Schmerz mithilfe kontrollierter Atmung und Augenposition zur Gänze abgeklungen ist. Normalerweise wird der Prozess anschließend fortgesetzt, um spontan auftauchende Erinnerungen aus dem Unterbewusstsein zu verarbeiten, die durch die schmerzende Stelle aktiviert werden. Während dieser Verarbeitung kommt es zu einer Tiefenregulation in den Schmerzkreisläufen bzw. in der Schmerzmatrix im Gehirn.

Fallbeispiel „Irene" zu chronischem Knieschmerz

Die Kl. hat seit dreißig Jahren einen chronischen Knieschmerz, den sie sich bei einem Sturz beim Aussteigen aus einem Bus zugezogen hat. Die Knieverletzung heilte ab, der Schmerz jedoch blieb. Biografisch tauchte der entwertende, verständnislose Ehemann auf.

In der Therapiesitzung wird die **Schmerzgeschichte** herausgearbeitet – und mithilfe der **Schmerzfokus-Technik mit Körperpositionen** wird der chronische Schmerz bis zur Schmerzauflösung verarbeitet. Wichtige Prinzipien sind im Fallbeispiel fett markiert.

Kl.: Ich leide seit Jahren unter einem Gelenkschmerz am Knie und möchte mir das anschauen.

Th.: Ja, gerne.
Wie geht es Ihnen im Moment gerade?

Kl.: Ich habe etwas Angst.

Th.: Wo spüren Sie die Angst im Körper?

Kl.: Hier. [Zeigt auf eine Stelle genau unter dem Hals]

Th.: Okay. Ist das eine Angst, die vorher schon da war oder noch nicht?

Kl.: Nein, die ist jetzt gekommen. Zuerst war es sehr ruhig in mir, aber jetzt habe ich etwas Angst bekommen.

Th.: Dann wenden wir uns mal der Angst zu, indem Sie innerlich mal mehr zur Atmung gehen und ruhig und langsam atmen [wiederholt] – und langsam atmen. Sie kennen das von der letzten Sitzung noch, Irene, ja?

Kl.: [nickt und beginnt, bewusst langsam auszuatmen]

Th.: Spüren Sie, wie Sie sich durch das Atmen mehr Raum geben, indem Sie Ihre eigene Atmung hören und das Heben und Senken des Brustkorbes spüren.

Kl.: Die Schultern sind schon entspannt, also sie sind flach nach unten liegend.

Th.: Gut – spüren Sie, wie die Schultern entspannt sind und sich jedes Mal beim Ausatmen leicht von selbst nach unten bewegen.

Kl.: [schließt die Augen und spürt nach]

Th.: Und Sie können ausprobieren, wenn Sie möchten, mit den Beinen ein bisschen zu wackeln. [Zeigt es vor] So ähnlich wie beim Zittern, so dass es angenehm ist.

Kl.: Das habe ich noch nie probiert, das mit dem Kniewackeln. [Lächelt und probiert es aus]

Th.: Haben Sie Kinder?

Kl.: Ja.

Th.: Können Ihre Kinder das?

Kl.: Ich habe schon Enkelkinder.

Th.: [überrascht] Sie haben schon Enkelkinder? Dann sind Sie ja up to date. Und? Gibt es ein Enkelkind, das sich auch so bewegt? [Wackelt mit den Knien und bewegt die Beine nach oben]

Kl.: [nickt]

Th.: Vergegenwärtigen Sie sich Folgendes: Ist das ein Kind, das Sie mögen, das Ihnen ans Herz gewachsen ist?

Kl.: Ja.

Th.: Mögen Sie es, wenn es bei Ihnen ist?

Kl.: Ja! [Strahlt]

Th.: Darf ich fragen, wie das Kind heißt? Wie nennen Sie es?

Kl.: Meinen Sie mein Enkelkind oder meinen Sohn?

Th.: Das, was jetzt aufgetaucht ist. Wie heißt die Person, die jetzt aufgetaucht ist?

Kl.: Das ist ein junger Mann, Heinz.

Th.: Wie alt ist er?

Kl.: Heinz ist 35 Jahre alt.
Als er jung war, war er sehr witzig. Er war bei den Leuten beliebt.

Th.: Wie ist das Gefühl jetzt hier bei der Brust? [Zeigt auf seine Brust] Checken Sie es noch mal.

Kl.: Sehr warm.

Th.: Spüren Sie die Wärme.

Kl.: Ja, ich fühle sie.

Th.: Okay, jetzt können wir weiterschauen. Sie haben zu Beginn gesagt, Sie haben einen Gelenkschmerz am Knie.
Kl.: Ja, am Knie, am rechten Knie.
Th.: Erzählen Sie mir mehr darüber?
Kl.: Wenn ich hier so sitze, dann zieht es etwas. Der Schmerz ist ein ziehender Schmerz.
Th.: Wo spüren Sie das Ziehen? Nach oben, nach unten, nach innen, nach außen usw.?
Kl.: Im Inneren und etwas nach unten ziehend.
Th.: Okay. [Pause] Gibt es noch etwas, das Sie mir über das Knie anvertrauen wollen?
Kl.: Es gibt eine Belastung am Knie, wenn ich die Treppen hinaufgehe, da spüre ich starke Schmerzen. Das Knie schmerzt danach.
Th.: Wie stark schmerzt es danach, wenn Sie sich das vergegenwärtigen? Auf einer Schmerzskala von null für keinen Schmerz bis maximal zehn für den größten erlebbaren Schmerz.
Kl.: Etwa sieben bis acht.
Th.: Beim Treppensteigen?
Kl.: Ja, genau.
Und wenn ich die Treppen nach unten gehe, ist es genauso [schmerzhaft].
Th.: Was ist unangenehmer? Wenn Sie nach oben gehen wollen oder nach unten?
Kl.: Nach oben. Wenn ich die Treppen hinaufgehe.
Th.: Müssen Sie oft Treppen steigen im Alltag? Im Haus oder anderswo?
Kl.: Zweimal am Tag steige ich die Treppen hoch. Ich gehe dann ins Schlafzimmer zum Ausruhen.
Th.: Ja, das war meine Frage. Ist es eher so, dass Sie vermeiden, Treppen zu steigen, oder machen Sie es trotzdem, wenn Sie etwas erledigen müssen?
Kl.: Nein, ich vermeide es nicht. Also morgens mache ich auch Morgengymnastik und auch Kniebeugen.
Th.: Machen Sie spezielle Morgengymnastik dafür?
Kl.: Nein, nur das, was ich gerade machen möchte.
Th.: Und was sagen die Ärzte? Gibt es Befunde zu Ihrem Knie?
Kl.: Nein, ich habe mich ehrlich gesagt nicht an Ärzte gewandt. Das erste Mal, als ich Knieschmerzen bekommen hatte, das war vor [staunt etwas] – vor dreißig Jahren.
Th.: Sie können sich noch genau erinnern?
Kl.: Ja, ich erinnere mich genau an diese Situation.

Th.: An diese Situation?

Kl.: Ja, ich bin aus dem Bus rasch ausgestiegen. Da hat mein Bein plötzlich so stark gezogen. Ich musste immer wieder Pausen einlegen, da es sehr schmerzte und ich dadurch später zu Hause ankam, da ich wegen der Schwellung im Knie kaum mehr normal gehen konnte.
Danach hatte ich Angst, dass ich womöglich ein Problem mit meinem Meniskus haben könnte, und habe mich an einen Arzt gewandt. Ich habe dann verschiedene Prozeduren machen lassen. Nach einer Woche oder nach zehn Tagen wurde es leichter, es hatte etwas nachgelassen. Ich war wieder beruhigter und habe wieder Volleyball gespielt und dachte – und deswegen glaube ich, das könnte die Ursache sein, dass ich seither chronische Schmerzen im Knie habe. Wenn ich stärker Schmerzen bekomme, mache ich mir eine Kompresse oder gebe eine Salbe drauf. Es wurde bei mir auch eine Hernie festgestellt.

Th.: Eine Hernie?

Kl.: Ja, mein Arzt hatte mir gesagt, dass meine Knieprobleme von meinen Rückenschmerzen kommen könnten. Ich habe immer wieder Injektionen bekommen.

Th.: Wo? Am Rücken oder am Knie?

Kl.: Nicht nur. Der Doktor ist spezialisiert auf Wirbelsäulenhernien – er hat seine eigene Methode dafür. Er macht Injektionen an verschiedenen Punkten, am Kopf, am Rücken, bei den Gelenken. Wenn ich es wünsche, macht er es auch am Knie.

Th.: Gibt es eine Position, wenn Sie diese einnehmen, wo Sie diesen Schmerz stärker spüren? Oder ist er immer gleich?

Kl.: Der Schmerz ist immer gleich. Aber wenn ich das Knie beuge oder wenn ich Treppen steige, dann sind die Schmerzen größer.

Th.: Mit Ihrem Einverständnis würde ich Sie für die heutige Schmerzbehandlung gerne etwas ausprobieren lassen, um den Schmerz in einer Weise zu aktivieren, wie Sie ihn am stärksten spüren, wenn das geht. Das Ziel dieser Behandlungstechnik ist, dass Ihr chronischer Schmerz immer weniger wird. Also Sie machen es zu diesem Zweck und nicht, um sich mehr weh zu tun. Wären Sie damit einverstanden?

Kl.: [nickt bereitwillig]

Th.: Dann schauen wir mal. Okay, **versuchen Sie, eine Position zu finden, in der Sie das Knie am stärksten biegen können.** Sie können dabei auch aufstehen, geht das?

Kl.: Wenn ich sitze oder wenn ich stehe?

Th.: Das können Sie **testen, in welcher Position es stärker wird**. Also ist dieses Biegen [zeigt eine Möglichkeit vor, indem er sein eigenes Knie nach unten biegt und sich auf seinen Unterschenkel setzt] am stärksten so oder ist es ein anderes Kniebeugen?

Kl.: [biegt ihr Knie auf dieselbe Weise und setzt sich auf den Unterschenkel]

Th.: [beobachtet den Vorgang aufmerksam] Wird es so stärker?

Kl.: Ja, so ist es stärker. [Sie ändert die Position, steht auf, geht in die „Abfahrtshocke" und biegt das rechte Knie etwas mehr nach vorne.]

Th.: Okay. Wir machen jetzt Folgendes: Sie können sich am Tisch abstützen, Sie halten sich einfach zusätzlich am Tisch fest, damit es nicht zu anstrengend wird, okay? Können Sie mal diese Position einnehmen, indem Sie das Knie wie zuvor beugen? Und atmen Sie dabei ruhig und langsam. Wenn es sehr unangenehm wird oder wenn es im Oberschenkel zu brennen beginnt, richten Sie sich ein wenig auf, okay?

Kl.: [nickt und nimmt die Position „Abfahrtshocke" ein und atmet dabei ruhig und langsam ein und aus]

Th.: Beginnt es schon, weh zu tun?

Kl.: Ja, schon. [Streicht mit der Hand über ihr rechtes Knie]

Th.: Wie intensiv ist jetzt die Schmerzstärke?

Kl.: Ich kann es aushalten.

Th.: Okay, auf der Skala von null bis zehn?

Kl.: Es wird acht.

Th.: [bestätigt] Es wird acht. [Erinnert sie:] Atmen Sie einfach weiter. **Und nehmen Sie eine Blickposition ein, die mit dem Schmerz verbunden ist.**

Kl.: [blickt nach unten und atmet langsam und ruhig]

Th.: **In welcher Augenposition wird es am stärksten?**

Kl.: Wenn ich dorthin nach links schaue.

Th.: Okay, halten Sie diesen Augenfokus bitte aufrecht, während Sie weiter so atmen. Und wenn es zu sehr in den Oberschenkeln brennt, einfach mehr aufrichten.

Kl.: Ich kann es noch etwas aushalten. [Richtet sich etwas auf]

Th.: Ja, immer wieder mehr aufrichten, wenn es nicht beim Knie, sondern woanders anstrengend wird. Es wird nicht mehr so lange dauern, aber ein bisschen noch, okay?

Kl.: [blickt fokussierend auf den gefundenen Blickpunkt]

Th.: Sagen Sie mir einfach, wenn sich etwas verändert. Wenn der Schmerz beispielsweise weniger wird.

Kl.: Am Knie wird es schon weniger, aber jetzt wird der Schmerz hier mehr, in dieser Position. [Zeigt auf den rechten Oberschenkel in Richtung Leistengegend]
[Begibt sich wieder mehr in die Hocke] Jetzt ist es besser.

Th.: **Spüren Sie das „Besser"?**

Kl.: **Im Knie ist es wirklich besser.**

Th.: Okay, **spüren Sie, wie sich das jetzt wirklich besser anfühlt**?

Kl.: Es ist nur mehr die Spannung am Bein.

Th.: [sehr beeindruckt von ihrem körperlichen Durchhaltevermögen] Ja, natürlich, Sie sind sehr gut trainiert, mein Respekt. Ich könnte das nicht so lange in der Position durchhalten wie Sie.

Kl.: [hat motiviert wieder die stärkste Position eingenommen und blickt auf den Augenfokus]

Th.: Okay, sehr gut!

Kl.: Ich bekomme Schmerzen.

Th.: Wo bekommen Sie Schmerzen?

Kl.: Wenn ich die Knie so [zeigt es vor] zusammenmache.

Th.: Manchmal ist es bei chronischer Schmerzverarbeitung so, dass Schmerz im Körper und Gehirn buchstäblich wandert und sich dann wieder auflöst, als würden alte, schmerzhafte Stellen nacheinander verarbeitet werden wollen. Es ist aus meiner Erfahrung ein Feedback aus dem Körper, wenn Tiefenregulation im Gehirn geschieht.
Ist es wieder stärker hier, oder nicht?

Kl.: Es ist jetzt wieder ganz weg [erstaunt darüber]. Es scheint jetzt alles normal. [Begibt sich erneut testhalber, wie es scheint, nochmals in die Hocke und spürt für etwa eine halbe Minute nochmals nach]

Kl.: In dieser Position geht es mir sehr gut, [blickt erstaunt] ohne Schmerzen.

Th.: Spüren Sie dieses „Sehr gut"! Nehmen Sie das wahr, das ist ganz wichtig – diese Qualität ohne Schmerzen.

Kl.: [schließt die Augen, beginnt gelöst zu lächeln] Jetzt habe ich die Spannung am stärksten hier oben [zeigt auf die Oberschenkel] und habe keine Schmerzen am Knie. Deswegen muss ich aufstehen, weil die Spannung da oben stark ist. [Schüttelt ihr Bein langsam aus und bewegt sich sehr gelockert.]

Th.: [nach einer Pause] Und wie spüren Sie Ihr Knie jetzt? Wenn Sie Ihre Aufmerksamkeit darauf richten?

Kl.: [den Tränen nahe, mit leiser Stimme] Es ist gut.

Th.: Oh, das ist gut, Irene.

Kl.: Danke schön – ich danke.

Th.: [lächelt freundlich] Wir sind noch nicht ganz fertig, Irene, aber ein Stück des Weges sind Sie bereits gegangen und wir haben noch Zeit zur Verfügung. Möchten Sie noch weitermachen? Wir hätten die Möglichkeit, was eine mögliche Schmerzauflösung betrifft.

Kl.: Ja, gerne. Mir ist die Geschichte des Schmerzes wieder eingefallen.

Diese Geschichte ist mit dem Bus verbunden. Ich habe unangenehme Erinnerungen an diesen Tag. Ich hatte in dieser Zeit meinen jetzigen Mann noch nicht lange gekannt, er reagierte so, indem er mich im Stich ließ.

Als ich später von der Arbeit nach Hause kam, hat er Ansprüche gestellt und meinen Schmerz, ich konnte kaum aufrecht gehen, ignoriert. Und mir fällt gerade eine ähnliche Situation ein, mit meiner Mutter, als Jugendliche. Meine Mutter hatte mich damals angeschrien, als ich spät nach Hause gekommen war. Ich fühlte mich wie eine kleine Schülerin, die noch spazieren gehen will, aber die Mutter verbietet mir das.

Also wie gesagt, an diesem Tag konnte ich wegen des verletzten Knies nicht so schnell gehen und bin nur mit Mühe nach Hause gekommen. Mein Mann unterstellte mir, ich hätte mich herumgetrieben, anstatt nach Hause zu kommen.

Das war demütigend für mich, weil ich starke Schmerzen im Knie hatte und mein Knie geschwollen war. Ich habe von ihm kein Mitleid erhalten.

Anstatt mich zu begrüßen, hat er gefragt, wo ich in dieser Zeit gewesen bin. Das war sehr beleidigend für mich.

Th.: Darf ich Sie etwas fragen? Es ist eine **limbische Frage,** keine logische Frage. **Wo spüren Sie dieses „Beleidigtsein", diesen Schmerz im Körper?** Atmen Sie einfach weiter währenddessen.

Kl.: [zeigt ohne Zögern auf ihre Brust und ihren Hals] Hier.

Th.: Atmen Sie einfach weiter, freundlich, ruhig, langsam. Geben Sie der Körperwahrnehmung Raum. Das heißt, atmen Sie freundlich, ruhig, langsam, während Sie dieses Gefühl in Brust und Hals einfach nur registrieren.

Sie müssen dabei nichts tun. Sie müssen auch nicht sprechen, aber Sie dürfen natürlich jederzeit, wenn Sie es möchten.

Geben Sie einfach der Seele ein bisschen Zeit, um verdauen zu können, was in diesem plötzlichen Moment geschehen ist.

Und was auch immer auftaucht an Affekten oder Impulsen, lassen Sie sie einfach auftauchen. Diese können ganz leise und still sein oder sie können motorisch sein. Sie können Gefühle enthalten. Bleiben Sie einfach neugierig, Irene.

Es liegt alles schon dreißig oder mehr Jahre zurück. Und obwohl es schon so lange zurückliegt, können Sie es noch genau fühlen.

Kl.: Ich weiß nicht. Es ist die Beleidigung, mein Beleidigtsein auf diesen Mann. Einerseits hat er immer gesagt, dass er mich liebt, aber andererseits konnte mich diese Liebe ersticken.

Th.: Und atmen Sie weiter. Bewusst und frei und groß. Fast wie das Gegenteil von Ersticken.

Kl.: Es ist etwas im unteren Hals-/Brust-Bereich übrig geblieben.

Th.: [bestätigend] Ah, es ist etwas übrig geblieben? Das braucht jetzt Zeit und Raum.

Kl.: Ich habe etwas bemerkt, hier bei Ihnen. Ich habe bemerkt, dass alles von unten beginnt. Von den Fußsohlen, von den Waden, den Knien, und jetzt spüre ich immer mehr Erleichterung. Ich fühle meine Beine weich. Ich fühle mich weich.

Th.: Spüren Sie dieses „Weich", Irene. Wie ist das, wenn Sie sich weich spüren?

Kl.: Also ich spüre die Leichtigkeit in meinen Beinen und ich fühle mich beweglich. [Bewegt die Beine ganz unbeschwert]

Th.: Erlauben Sie sich das. Erlauben Sie sich das einfach, ohne dass Sie dabei etwas zu mir sagen müssen oder sich Gedanken machen müssen.

Kl.: Ich habe keine Anspannung im Hals mehr.

Th.: Spüren Sie das, keine Anspannung mehr im Hals.

Kl.: Bisher hatte ich Gefühle, dass es unten leicht ist, aber am Kopf hatte ich immer das Gefühl, als ob ich eine leichte Mütze tragen würde. Und jetzt fühle ich da auch Freiheit, Weichheit am Kopf.

Th.: Spüren Sie dieses Gefühl „Freiheit und Weichheit". [Pause]
Wo gibt es die Freiheit noch? Gibt es Erinnerungen in Ihnen, an die Sie sich gerne erinnern?

Kl.: Ja, ich erinnere mich – ich bin in dieser Stadt [Wien] aufgewachsen. Am Schwedenplatz wurden wir damals zu katholischen Jugendleiterinnen gemacht. Wir waren sehr stolz. In feschen Halstüchern sind wir zusammen mit meiner Freundin lange ausgegangen und haben gefeiert. Das war ein tolles Gefühl. [Sie wippt wie eine Jugendliche mit Kopf und Oberkörper lässig hin und her.] Ich bin nach Hause gekommen und ich war sehr glücklich, als ob ich betrunken gewesen wäre.

Th.: Wie schön. [Pause] Was sagt Ihr Körper jetzt dazu, wenn Sie ihn fragen, limbisch, ganz unlogisch.

Kl.: Mein Körper ist glücklich über diese Freiheit.

Th.: Ihr Körper ist glücklich?

Kl.: Ja, genau so, wie es in der Kindheit war.

Th.: Geben Sie dem einfach noch einige Minuten Zeit und Raum, Irene.

Kl.: Es sind so schöne Gefühle. Ich möchte meinen Kopf bewegen.

Th.: Wenn der Schmerz weggeht, ist das ein großer, enormer Unterschied. Möglicherweise verlässt er Sie ganz. Nicht nur vorübergehend. Ich kann es nicht voraussehen.

Kl.: Ich wollte sagen, dass ich das hoffe, aber ich möchte Ihnen sagen: Ich bin mir sicher.

Th.: Das sehe ich auch, Irene.

Kl.: Diese Therapie bei Ihnen war für mich etwas Besonderes. Alle Schmerzen, die ich am Körper hatte, haben mich verlassen. Als wir zum ersten Mal gearbeitet haben, war es nicht leicht zu bestimmen, womit ich beginnen soll, mit dem Ellbogen, mit dem Rücken.
Wenn ich keine Schmerzen am Knie hatte, dann suchte ich diese Schmerzpunkte woanders. Als ich heute gekommen bin, da hatte ich wieder Schmerzen am Knie, und als wir dann gearbeitet haben, da war ich sehr glücklich. Ich bin einfach glücklich.

Th.: Wie viele Sekunden oder Minuten halten Sie es noch aus?

Kl.: Sie meinen Glück?

Th.: Ich meine, mit der entstandenen Schmerzfreiheit zu verweilen, bevor Sie wieder nach Hause fahren.

Kl.: [lacht auf] Etwas kann ich noch, doch.

Th.: Okay. Dann lassen Sie uns noch etwas verweilen, Irene.

Kl.: Es fühlt sich einfach gut an. [Strahlt gelöst übers ganze Gesicht]

[Sitzungsende. Wir beenden diese Sitzung nach fünfundsiebzig Minuten.]

Wenn solche Prozesse passieren, ist es in der Trauma- und Schmerztherapie wichtig, dass wir **Zeit geben, damit neu entstehende, innere Heilungsprozesse** im Sinne einer Gehirnregulation **nachhaltig werden können**.

Manche Therapeutinnen beenden die Sitzung zu dem Zeitpunkt, wenn Kl. keinen Schmerz mehr spüren. In einem Moment, in dem das Wohlbefinden maximal geworden ist und ein langjähriger, chronischer Schmerz sich gerade aufgelöst hat, besteht allerdings die Gefahr, durch ein rasches Beenden einer Sitzung den eben entstandenen Heilungsprozess zu unterbrechen. Wenn eine Schmerztherapiesitzung mit biografischen Implikationen zu einer Schmerzbefreiung führt, benötigt die Kl. am Ende der Sitzung Zeit, um den limbisch-unbewussten Prozess bewusst werden zu lassen, um ihn realisieren zu können. Im Gehirn ist diese veränderte Körperwahrnehmung noch nicht konsolidiert, mit anderen Worten: Das Gehirn muss erst lernen, dass etwas Verarbeitetes nicht mehr schmerzt. Man sollte daher den Kl. ausreichend Zeit geben. Kl. müssen emotional wieder erlernen, sich an ein schmerzfreies Leben anzupassen, bis das Schmerzgedächtnis gelöscht ist.

In der Praxis hat sich gezeigt, dass es sich nachhaltig positiv auswirkt, eine Klientin, die frei von körperlichem Schmerz geworden ist, länger in diesem Zustand verweilen zu lassen. Es gilt dabei die gleiche Regel, die Donald O. Hebb 1949 entdeckte: „Cells that fire together wire together" (dt. „Neuronen, die gleichzeitig feuern, bilden neue Netzwerke"; Keysers & Gazzola, 2014, S. 2). Wenn die neu entstandenen Nervengruppen, die zu feuern begonnen haben, zeitlich länger feuern können, bilden sich leichter und schneller neue Netzwerke. Dadurch wird die Signalübertragung verstärkt, ähnlich wie wir das im Gegensatz dazu bei der Entstehung von chronischem Schmerz oder Hyperalgesie bereits kennen. Aus meinen jahrelangen empirischen Beobachtungen in Schmerztherapiesitzungen scheint dies bei der Auflösung von chronischen Schmerzen ebenso zuzutreffen. Wir erzeugen bei Kl. damit eine **Nachhaltigkeit von Schmerzfreiheit** auch auf neurophysiologischer Ebene.

Im Körper und im limbischen System von Klientinnen ist es wohl schon angekommen, aber es **dauert eine Weile, bis es im Bewusstsein wahr geworden ist und der Mensch es realisiert hat** und nach einer schmerzfreien Zeit auch glauben kann.

9.5 Schmerzfokus-Therapie mit manueller Drucktechnik

Bei der manuellen Drucktechnik handelt es sich um eine schmerztherapeutische Technik, die unter anderem bei chronischen Kopf- und Rückenschmerzen mit effektiven Ergebnissen eingesetzt werden kann. Die manuelle Körperintervention oder manuelle Drucktechnik findet insbesondere Anwendung bei:

- chronischen Kopf-, Nacken- und Schulterschmerzen (Spannungskopfschmerz, Migräne, Cluster-Kopfschmerz)
- Fibromyalgie (= Ganzkörperschmerz)
- chronischen Rückenschmerzen (Bandscheibenvorfall, Altersatrophie, Verformung der Wirbelsäule)
- chronischen Muskelschmerzen

Eine Kl. muss bei dieser schmerztherapeutischen Technik genau und sorgsam angeleitet werden, damit ein nachhaltig positiver Effekt erzielt werden kann. Diese Intervention dient der Reduktion eines festsitzenden, chronischen Schmerzes bis zur vollständigen Schmerzauflösung.

Fallbeispiel Kopfschmerz „Barbara"
In diesem Fallbeispiel wird eine manuelle Druck- und Gegendruck-Technik zur vorübergehenden Schmerzauflösung bei chronischem Kopfschmerz vorgestellt. Wichtige Prinzipien sind im Fallbeispiel fett markiert.

Th.: Guten Morgen, Barbara, wir hatten vor einer Woche miteinander telefoniert und Sie sagten mir, dass Sie chronische Schmerzen hätten und zu mir in Behandlung kommen möchten. Wie geht es Ihnen gerade?

Kl.: Ich spüre Unruhe, ich habe Angst. Ich bin sehr dankbar, dass Sie damit einverstanden sind, mir zu helfen. Ich hoffe ... [Pause]

Th.: [freundlich] Sie hoffen was?

Kl.: Ich hoffe, dass diese starken Migräneattacken, die ich seit Jahren habe, nachlassen werden und mich verlassen werden. Das hoffe ich sehr.

Th.: Das ist gut. Hoffnung ist sehr wertvoll. Das ist schon eine positive Bewertung für eine lang andauernde belastende Situation. Ich hoffe mit Ihnen.

Kl.: Danke schön.

Th.: Die Angst? Womit hat das Ihrer Ansicht nach zu tun?

Kl.: [fragend] Vielleicht mit dem Thema?

Th.: Ich möchte Ihnen vorschlagen, **achtsam, ruhig und langsam zu atmen und sich mal innerlich zurückzulehnen**. Innerlich. Das muss nicht äußerlich sein, innerlich, so als würden Sie mehr zu sich nach Hause kommen. Und ich würde Ihnen vorschlagen, dass Sie für ein paar Minuten bei sich innerlich zu Hause bleiben. Ihre eigene Atmung spüren und hören. **Registrieren Sie, wie sich Ihre Schultern beim Ausatmen senken**, ebenso der Brustkorb.
Wie sich auch die Schultern und die Arme mehr entspannen. [Pause] **Das kann ganz langsam geschehen.**
Entspannung ist vielleicht etwas, das der Körper schon lange nicht mehr bekommen hat. **Lassen Sie Ihre Augen, ganz bewusst, von dort, wo Sie jetzt gerade sind, dorthin gehen im Raum, wo Sie den Eindruck haben, da kann Ihre Entspannung noch größer werden.**

[Längere Pause]

Kl.: [wird insgesamt ruhiger und entspannter]

Th.: Und was auch immer geschieht, lassen Sie es geschehen. Sie können mir jederzeit Informationen geben, wenn es etwas gibt, das Sie mich wissen lassen möchten. Wenn nicht, dann machen Sie einfach weiter so.

Kl.: [beginnt ihren Körper leicht zu bewegen]

Th.: Und wenn es gut ist, sich so zu bewegen, dann lassen Sie das einfach geschehen. Fühlen Sie sich willkommen, sich zu bewegen und sich das zu erlauben. Immer, wenn es geschieht, manchmal ist das wellenartig, dann lassen Sie es geschehen. Wenn Sie so wollen, folgen Sie den inneren Impulsen, die in Ihnen aufkommen.

[Pause]
Wie geht es so voran im Moment?

Kl.: Es geht mir deutlich besser als vorhin, aber mein Herz schlägt sehr schnell. Das Gefühl der Unruhe bleibt noch im Bereich des Brustkorbs. Es ist schwer auszuatmen, aber ich bemühe mich, es zu machen. Ich kann mich noch nicht völlig entspannen.

Th.: Mmh, das heißt, wenn Sie viel einatmen, dann können Sie weniger gut ausatmen? Das machen Menschen, wenn Angst spürbar wird, automatisch. Es ist ein angeborener Reflex. Aber Sie können dem Reflex auch entgegenwirken, indem Sie leicht einatmen und einen „Pfffhh"-Laut machen beim Ausatmen. [Th. macht es vor.]
Also Sie sehen, Sie können ...

Kl.: [unterbricht] Ich brauche viel Luft zum Einatmen.

Th.: Das ist okay. Sie nehmen in diesem Fall einfach die viele eingeatmete Luft, um sie wieder ganz auszuatmen. Probieren Sie es einfach aus, indem Sie Ihre Atmung dabei hören. Und die klingt toll, die klingt mächtig beruhigend. Und lassen Sie sich von Ihrer gehörten Atmung auch beruhigen.
Das ist ein Geräusch, das man hören kann bei Meditierenden, oder wenn man bei einem Kind ist, das schläft, und man sein regelmäßiges Atmen hört.

Kl.: [probiert es aus – längere Pause]

Th.: Darf ich Sie etwas fragen? Als Sie zu Beginn der Sitzung Platz genommen haben, wie war da das Schmerzerleben?

Kl.: Nicht so akut. Ich weiß, dass da Schmerz dabei ist. Für mich ist dieser Schmerz manchmal sehr heftig. [Pause] Ich habe manchmal den Wunsch, nicht in den Schmerz hineinzufallen; ich weiß dann nicht, wohin ich gehen soll. Manchmal möchte ich die Wirklichkeit verlassen und wirklich wegfahren.

Th.: Das ist ein Wunsch, der Ihnen jetzt gekommen ist? Oder kam der auch schon früher?

Kl.: So was hatte ich früher auch schon. Ich spüre, dass das Gefühl zurückkommt.

Th.: Dieses Gefühl auszusteigen?

Kl.: Ja, genau so.

Th.: Und lassen Sie mich nochmals bezüglich des Schmerzes oder nach der Missempfindung fragen, wie stark sie auf einer Skala von null bis zehn zu Beginn war?

Kl.: Bei Beginn etwa vier.

Th.: Und inzwischen – und jetzt gerade?

Kl.: Und jetzt etwa fünf bis sechs.

Th.: Also, es ist mehr geworden?

Kl.: Ja, ich spüre den Schmerz mehr.

Th.: Und wo im Körper spüren Sie diesen Schmerz „fünf bis sechs" genau?

Kl.: Hier [zeigt auf den rechten Kopfbereich] – mehr hier [zeigt auf die genaue Stelle rechts am Kopf über der Schläfe]. Meistens spüre ich den Schmerz hier im Kopfbereich.
Der Schmerz wächst, und in dem Punkt oben [oberhalb der Schläfe] spüre ich ihn schon, diesen Schmerz.

Th.: Okay, wir lassen ihn jetzt nicht größer werden, sondern versuchen, dass er kleiner wird. Es gibt eine spezielle Technik, die ich Ihnen gerne zeigen möchte, um den Schmerz deutlich zu verringern. Wären Sie damit einverstanden?

Kl.: [nickt] Ja.

Th.: Dazu werde ich mich gleich neben Sie setzen, einverstanden?

Kl.: [nickt bereitwillig]

Th.: Können Sie mit dem Stuhl etwas weiter nach vorne rücken?

Kl.: [rückt vor] So?

Th.: Ja – stopp – genau so. Ich werde es Ihnen sagen, bevor ich etwas mache, ja? Ich werde Sie nicht unerwartet überraschen. Ich werde Sie jetzt genau informieren und bitte Sie, meine Hand zu nehmen und an der Stelle Ihres Kopfes anzubringen, wo es Sie am stärksten schmerzt.

Kl.: [nimmt seine Hand und führt diese zur rechten Kopfseite oberhalb des Ohres hin und positioniert sie dort genau]

Th.: Genau hier? Gut so? Ja?

Kl.: Ja – hier. [Drückt seine Hand etwas fester gegen den Kopf]

Th.: Okay. Jetzt machen wir mal einen kleinen Test, indem Sie für zwei bis drei Sekunden genau an dieser Stelle, wo meine Hand ist, mit ihrem Kopf dagegendrücken, nur testhalber.

Kl.: [führt es aus und drückt dagegen]

Th.: Das genügt, danke sehr. Jetzt wird Folgendes passieren: Ich werde es Ihnen zuerst ausführlich erklären und erst danach probieren wir es zusammen aus, okay?
Sie werden ganz tief Luft holen, wie beim Tauchen im Schwimmbad. [Zeigt es vor und holt tief Luft] So viel Luft, wie Sie einatmen können, ohne die Luft anzuhalten. Sobald Ihre Lungen ganz voll mit Luft sind, atmen Sie die Luft mit einem hörbaren „Aaaaaaaaaahhh!", so lange Sie können, aus. Der Laut „Aaaaahh!" dient dazu, dass Sie viel länger ausatmen können, was für die Schmerzverarbeitung wichtig ist.

Ich zeige es Ihnen vor. Wenn Sie ausatmen ohne Laut [zeigt es vor], dann ist die Luft innerhalb weniger Sekunden weg. Verstehen Sie?

Kl.: Mmh.

Th.: Wenn Sie aber mit dem Laut „Aaaaaaaaaahh!“ ausatmen, dann können Sie ganz, ganz lange ausatmen.
Das heißt, Sie brauchen viel Atemluft für eine lange Ausatmung, damit sich dieser Schmerz im Kopf auflösen kann. Wollen Sie es versuchen?
Das ist ein wichtiges Detail dabei, Sie drücken nur so lange, wie Sie ausatmen.
Lassen Sie die Luft nicht abreißen, also nicht so [Th. macht es vor], sondern so [Th. macht es vor]. Okay? Und nicht stoppen, nicht unterbrechen.

Kl.: Ja, noch mal anders. [Kl. führt Hand erneut genauer an die Stelle.]

Th.: Okay. Sind Sie bereit? Wir holen jetzt gemeinsam Luft und Sie machen beim Ausatmen dann einfach „Aaaaaaahh!“. Okay?

Kl.: Okay.

Th.: Achtung. [Beide holen gemeinsam tief Luft] Viel, viel Luft einatmen, Lungen füllen und „Aaaaaaahh!“, drücken Sie mit dem Kopf gegen meine Hand und drücken, drücken, sehr gut! Das war ein guter Start.

Th.: [wartet eine Weile danach] Wie fühlt es sich an? Schlecht – mittel – okay?

Kl.: Ich habe ein wenig Schwindel.

Th.: Haben Sie Schwindel? Formen Sie die Hände zu einem kleinen Zelt und halten Sie sie vor Nase und Mund und atmen Sie weiter in die Hände. Dadurch normalisiert sich der Sauerstoffgehalt in den Blutbahnen wieder. Und wenn es wieder in Ordnung ist, dann geben Sie die Hände wieder weg.

Kl.: [gibt die Hände vor Nase und Mund, atmet hinein. Nach ein paar Atemzügen gibt sie die Hände wieder weg.] Der Schwindel ist wieder weg.

Th.: Wir machen weiter, okay?

Kl.: Okay, ja.

Th.: Wo ist der Schmerz jetzt am Kopf? An welcher Stelle?

Kl.: [zeigt die Stelle am Kopf]

Th.: Punktuell da?

Kl.: Ja.

Th.: Hier? [Die Stelle ist nun etwas weiter oberhalb an der rechten Kopfseite.] Ja? Dazu ist es besser, wenn Sie sich etwas mit dem Oberkörper nach vorne beugen, damit das Drücken leichter geht. Nehmen Sie noch mal meine Hand, meine Finger bitte.

Kl.: [nimmt die Hand und führt sie an die neue Stelle]

Th.: Jetzt drücken Sie gleich noch einmal! Und zwar fest drücken! Und bleiben Sie dabei ganz gebeugt! Das geht leichter. Es ist besser für Ihre Halswirbelsäule. Okay, bereit?

Kl.: Ja.

Th.: Diesmal holen Sie noch mehr Luft beim Einatmen, so wie wenn man ganz lange unter Wasser schwimmen möchten. Richtig so. Viel Luft, so. [Th. macht es noch mal vor und deutet an:] „Aaaaaaahh!"

Kl.: [führt es aus:] „Aaaaaaahh!"

Th.: Sehr fein! Haben Sie Schwindel?

Kl.: Ein wenig. [Führt wieder die Hände vors Gesicht, um den Sauerstoffüberschuss zu neutralisieren; Kl. nimmt nach einigen Atemzügen die Hände wieder vom Gesicht weg]

Th.: Okay, checken Sie jetzt noch einmal. Wie ist es jetzt mit dem Schmerz?

Kl.: [überrascht] Er ist fast nicht mehr spürbar!

Th.: Okay, arbeiten wir weiter. Sie sehen, dass sich die Hoffnung lohnt, wie Sie anfangs sagten. Chronischer Schmerz ist auflösbar. Es ist Neurophysiologie und nicht Magie. Die Heilung geschieht in Ihrem Gehirn, Barbara.

Lassen Sie mich Folgendes sagen: Sie haben, so wie es sich anhört und wie ich es verstanden habe, seit Jahren periodisch große Schmerzen. Sie haben auch schon mitbekommen, dass Schmerz, auch dieser Schmerz, eine Geschichte hat. Ich möchte Sie etwas fragen: Erzählen Sie mir aus Ihrer Schmerzgeschichte einfach, was jetzt so auftaucht.

Kl.: Mir fällt jetzt ein, nachdem ich meinen Sohn geboren hatte – Monate nach der Geburt konnte ich nichts tun, nichts machen, nicht einmal mehr gehen. Ich lag einfach im Bett. Wenn ich darüber spreche, spüre ich wieder etwas hier am Kopf. [Zeigt auf die rechte Schläfe]

Th.: Okay, atmen Sie einfach bewusst ruhig und langsam weiter. Sie berichten über Schmerz, über Stress, seelischen Stress, seelischen Schmerz. Wie lange ist das her? Wie alt ist Ihr Sohn jetzt?

Kl.: Er ist 22 Jahre alt. [Pause] Und ich habe auch öfter starke Kopfschmerzen. Meine Verwandten fragen mich immer wieder: Wie geht es deinem Kopf? Das macht mich dann nervös und hilflos.

Th.: Immer wieder darauf hingewiesen zu werden? Dass etwas nicht in Ordnung sein kann? [Pause] Wollen Sie ein Wasser haben? Lassen Sie mich Ihnen dazwischen ein paar Fragen stellen. Ich möchte von Ihnen gerne wissen:

Was wünschen Sie sich? Und was soll aus dieser Sitzung für Sie herauskommen im Sinne von: Was soll nachher sein, wenn wir heute mit der Sitzung aufhören werden?

Kl.: Ich will einfach nur leben.

Th.: Ja, bleiben Sie mal bei dem: Ich will nur leben. Lassen Sie alles auftauchen, was eben gerade auftaucht, das Ihnen zu diesem Wunsch, ja zu diesem tiefen Wunsch antwortet. In einer Art und Weise, als würde sich dieser Wunsch vor Ihren Augen erfüllen.

Kl.: [ist sehr berührt]

Th.: Geben Sie dem, was kommt, einfach Raum, dem Wunsch, diesem Lebenswunsch. Bleiben Sie dabei neugierig. Wollen Sie es versuchen?

Kl.: Ja, ich will es versuchen.

Th.: Es kann sein, dass Sehnsuchtsbilder auftauchen, oder es kann sein, dass Sinnesressourcen auftauchen, oder es kann sein, dass auch Erfahrungen, die Sie schon gemacht haben und an die Sie sich gerne erinnern, auftauchen.

Kl.: Ich habe eine Ressource, nicht für mich selbst, sondern für jemand anderen.

Th.: Ja? Wollen Sie etwas dazu sagen?

Kl.: Mein Sohn sieht mich nicht als Mutter, sondern als einen Menschen, der ihn in seinem Leben begleiten wird. Und mein Vater braucht mich. Er hat vor sechs Jahren einen Schlaganfall überlebt.

Th.: Sind das Menschen, die Sie sehr lieb haben?

Kl.: Ja, und mein Mann braucht mich auch. Er hat auch einen chronischen Schmerz.

Th.: Das heißt, Leben im Sinne von Verantwortung haben, für andere Menschen, die Sie gerne haben?

Kl.: Ich lebe einfach so.

Th.: Mit der Verantwortung.

Kl.: Also *ich* will einfach leben.

Th.: Das heißt noch einmal etwas anderes?

Kl.: Ja.

Th.: Das nicht daraus besteht, für andere Sorgen und Verantwortung zu tragen?

Kl.: Ja.

Th.: Wenn Sie jetzt hinzeigen können mit Ihrer Hand, auf Ihrem Körper, wo diese Stelle ist, wo dieses „Ich will nur leben" ist, wo möchte Ihre Hand hinzeigen?

Kl.: [zeigt auf eine Stelle auf der Brust]

Th.: Ja, lassen Sie mal Ihre Hand dort an der Stelle verweilen. Und spüren Sie, wie Ihr Atem diese Stelle öffnet, ja. Sie müssen dabei nichts tun, es geschieht alles von allein. Wir lassen das jetzt miteinander einfach geschehen. Wir folgen all den Dingen, die in Ihnen sind, und möglicherweise sind viele Ressourcen, einige Ressourcen dabei, die Sie für sich kaum nützen. Die Sie anderen zur Verfügung stellen und die vieles von Ihrer Liebe enthalten. Ist das so?

Kl.: Ja, wahrscheinlich, es ist möglich.

Th.: Wie wahrscheinlich ist das? Sehr wahrscheinlich oder unwahrscheinlich?

Kl.: Sehr wahrscheinlich.

Th.: Also, wenn Sie in sich viel Liebe haben, die Sie anderen zur Verfügung stellen. Ich möchte Sie auf einen kleinen Ausflug einladen, um diese Liebe, dort, wo Ihre Hand gerade ist, aufzuspüren. Wobei ich dabei nur assistiere als Begleiter, der Ihnen folgt, der Ihnen maximale Unterstützung gibt, dort, wo Sie sie benötigen, aber dennoch geschieht alles in Ihnen selbst. Und wenn Sie nichts dagegen haben, lassen Sie sich ruhig ein bisschen mehr Raum und Zeit dafür. Liebe ist etwas Zeitloses, das nicht aus Sekunden oder Minuten besteht, sondern einfach entsteht oder schon da ist. Und Sie können sie auf einfache Weise erwecken. Mit Ihrer Hand, die zart auf Ihrer Brust ruht. **Mit Ihrer Atmung, die Sie jetzt auch sehr fein spüren können. Mit dem Stuhl, der Sie trägt, dass Sie so sitzen können. Mit dem Boden, der Ihre Füße trägt. Der auch Halt gibt.** Damit die Muskeln sich noch mehr entspannen und nachgeben können.
[Längere Pause]
Und wenn Sie einverstanden sind, dann checke ich mich wieder nach ein paar Minuten mit meiner Stimme ein. Einverstanden?

Kl.: Ja.

Th.: Und lassen Sie einfach alles geschehen, was geschehen mag.
[Minutenlange Pause]
Spüren Sie, wie sich das anfühlt.
Und falls es so ist, wenn Emotionen, Gefühle kommen: Lassen Sie sie einfach kommen. Lassen Sie sie kommen und gehen. Es sind Geräusche aus der Seele.
[Längere Pause – Kl. ist sehr vertieft]

Kl.: Meine Schultern sind gerade geworden, und auch mein Gesicht hat sich entspannt.

Th.: Spüren Sie, wie Ihre Schultern gerade geworden sind und sich das Gesicht entspannt.

Kl.: Ich spüre, dass, wenn ich meine Augen aufmache, ich sie nach oben richten kann.

Th.: Spüren Sie auch, wie sich Ihr Gesicht und Ihre Augen mehr öffnen.

Kl.: Einen Moment lang habe ich Leute gesehen, die mich lieb haben, die mich lieben. Das sind Menschen, die ich auch liebe. Ich habe jetzt Liebe gespürt.

Th.: Spüren Sie die Liebe, wie Sie sie eben spüren. Lassen Sie die Liebe nicht so schnell wieder weggehen von Ihnen. Erlauben Sie sich, sie ein- und auszuatmen. Das ist nämlich etwas, das zu Menschen gehört, die leben. Und das ist ja etwas, wo es Sie hinzieht.
Wenn Menschen verletzt werden, so wie Sie verletzt worden sind [Information über Verletzungen aus früheren Sitzungen], dann wird die Erfahrung, geliebt zu werden, sozusagen unterbrochen oder massiv irritiert. Und Sie sind eben dabei, Irritationen aufzulösen. Atemzug um Atemzug. Und Sie brauchen dafür einfach Zeit, nötigen Raum und Ruhe.

Kl.: [Pause] Ich bin hier [lächelt erleichtert].

Th.: Wie schön. Und wie ist es, hier zu sein, so wie Sie das meinen?

Kl.: Es freut mich zu wissen, dass ich so viel Zeit bei Ihnen in Anspruch nehmen darf.

Th.: Oh ja! [Beide lächeln]

Kl.: Das bin ich nicht gewohnt.

Th.: In der Zeit, in der Sie viel erlitten hatten, war das vergleichsweise nicht mal eine Sekunde. Haben Sie sich das auch schon einmal vergegenwärtigt?

Kl.: Ja, das stimmt.

Th.: Wir bewegen uns in Therapiesequenzen quasi im Sekundenbereich gegenüber der Zeit, die wir mit Schmerz verbracht haben. Menschen wie Sie, die sehr gebend sind und anderen stets zur Verfügung stehen, denken oft am wenigsten an sich selbst. Sie haben den Eindruck, wenn etwas Raum entsteht, dass es ganz viel Raum wäre. Da ist es dann so, dass man das gar nicht gewohnt ist.

Kl.: Richtig, Sie haben recht. Wenn ich wieder Zeit habe, möchte ich nicht mehr nur im Haushalt arbeiten. Ich nehme mir gar keine Zeit für Erholung. Ich weiß, dass das nicht richtig ist. So kann ich nicht weitertun.

Th.: Sagen wir mal so, um das nicht in eine neue Bewertung zu bringen, dass Sie das im inneren Prozess so wahrgenommen haben, dass Sie das so machten bisher, aber in Ihrer Vision ist davon gar nicht die Rede.
Darf ich Ihnen noch eine Frage stellen? Dazu, was bei Ihnen einfach jetzt so auftaucht, einverstanden?

Kl.: Ja.

Th.: Was gehört zu Ihrem Leben, zum Leben alles dazu? Lassen Sie auftauchen, was auftaucht. Und ich bitte Sie jetzt, für einige Minuten ganz unbescheiden zu sein, sozusagen maßlos zu sein. Spontan.

Kl.: Ja, gut.
Also zum Leben würde ich brauchen: Wandern, Reisen, Schlafen.
Th.: So im Sinne von Ausschlafen?
Kl.: Ja.
Th.: Bis Mittag?
Kl.: Nein, sieben Stunden reichen mir.
Th.: Unverschämt und maßlos haben wir uns ausgemacht.
Kl.: [lacht] Ich möchte mich erholen, für mich selbst etwas machen.
Th.: [freundlich-interessiert] Was heißt erholen? Ein bisschen mehr Details, bitte.
Kl.: Nicht zu Hause aufräumen, sondern irgendwo hinreisen. Mir zu erlauben, mich zur Erholung länger zu entspannen.
Th.: Und wo kann man sich erholen? Hier in diesem Zimmer – oder in Ihrer Stadt in Hessen?
Kl.: [lacht herzhaft]
Th.: Oder gibt es noch andere schöne Plätze?
Kl.: Ich erhole mich hier bei Ihnen jetzt sehr gut. Ich entspanne mich hier.
Ich mag es sehr, am Meer zu sein oder in andere Länder zu reisen. Es gefällt mir, etwas Neues zu sehen, zu besichtigen, verschiedene Länder zu bereisen.
Th.: Welche?
Kl.: Ich möchte einmal nach Italien, nach Frankreich, nach Montenegro kommen und ...
Th.: [unterbricht] Langsam, langsamer Barbara – ein Atemzug pro Land, okay?
[Über sich] Österreicher sind sehr langsame Leute.
Möchten Sie Wasser dazwischen trinken?
Kl.: [trinkt viel Wasser]
Th.: Also, das erste Land war Italien. Habe ich das richtig verstanden?
Kl.: [amüsiert] Paris, Kaffee, Croissants, auch Wein [lächelt]. Ja, und ich möchte dann auch wegfahren.
Th.: Wohin empfehlen Sie?
Kl.: Nach Montenegro.
Th.: Montenegro? Davon habe ich schon gehört. Es muss sehr schön sein dort.
Kl.: Ja! [Seufzt] Ich möchte dort tanzen, singen, Sex haben.
Th.: Das ist beim Tanzen und Singen gut möglich.
Kl.: [lacht]
[aus dem Inneren] Ich möchte einfach leben.
Th.: Sie sind schon dabei. Haben Sie es bemerkt?

Kl.: Ja.

Th.: Ihr Körper, Ihre Haut, Ihre Augen reagieren.

Kl.: Ja. Nachdem Sie das gesagt hatten, begann ich das zu spüren. Bis zu diesem Moment geschah alles von selbst. Ich bin dem nicht nachgefolgt. Aber ich glaube, dass es auch gut, sogar besser ist, dass alles von selbst vor sich ging, ohne dass ich mich beobachtet habe.

Th.: [nickt]
Barbara, ich frage Sie: Können Sie es aushalten zu leben?
[Beide lächeln] Ab nun kann ich Ihnen nicht mehr behilflich sein.

Kl.: [strahlt sicher] Gut.

Th.: Wir sind noch nicht fertig.

Kl.: [lacht]

Th.: Ich habe damit nicht gemeint, dass wir jetzt schon am Ende der Sitzung sind, sondern ich meine zum Leben von diesen tollen, inneren Bildern und Ideen, die Sie haben, kann ich nichts mehr helfen, da kann ich mich nur mitfreuen. Welche dieser Ressourcen, Wünsche, Lebenselixiere wollen Sie sich in den nächsten Jahren erfüllen? Und mit den nächsten Jahren meine ich: [hält fünf Finger hoch] so viele Jahre.
Machen Sie es mal für sich. Versprechen Sie es sich selbst im Sinne eines Heilungsvorschlags. Wie ein Auftrag, den Sie sich jetzt erteilen. Und bitte nehmen Sie sich die Zeit, bis es so weit ist, und sagen Sie mir, wenn Sie so weit sind. Sie brauchen es mir dann nicht zu erzählen, sondern es genügt, wenn Sie mir sagen: „Thomas, ich habe es entschieden."

Kl.: [längere Pause]
[Der Zimmerventilator surrt hörbar laut]

Th.: Ich habe mir gerade gedacht, da fährt ein Motorboot im Canale Grande.

Kl.: [grinst]

Th.: Sorry.

Kl.: [längere Pause]

Th.: Gut?

Kl.: Gut [lacht], sehr gut!

Th.: Okay. Sie sind nun einen langen Weg gegangen mit mir.

Kl.: [nickt]

Th.: Sie hatten großes Leid und Schmerzen, wenn ich es richtig sage. Ihr Schmerz drang bis zu mir durch. Und nehmen Sie kurz wahr, was in dieser Zeit geschehen ist.
Nehmen Sie bitte in den nächsten Minuten noch einmal den ganzen Prozess wahr. Vergegenwärtigen Sie sich, wo Ihr Weg Sie hingeführt hat. Aber tun Sie es nicht verstandesmäßig, kognitiv, sondern in einer Weise, als würden Sie noch einmal wie ein Kormoran darüber fliegen.

[Der alte Zimmerventilator verändert sein Geräusch] Jetzt fährt das Motorboot weg – zum Markusplatz.

Kl.: [lacht vergnügt]

Th.: Ich glaube, Sie haben mich etwas angesteckt [lächelt]. Anders kann ich es mir nicht erklären.

Kl.: [trinkt ein Glas Wasser]

Th.: Das war wunderbar.

Kl.: [nickt bestätigend]

Th.: Haben Sie Ihre Reise ganz zu Ende machen können als Kormoran?

Kl.: Ja.

Th.: Wie geht es Ihnen jetzt?

Kl.: Ich habe es nicht analysieren wollen, also diese Reise hat mir gezeigt, dass das Leben vor mir liegt. Vor mir sind Sonne, Wasser, mein Leben einfach. Ich fahre in meinem Leben dorthin.

Th.: Eine Frage noch zum Schluss – sie ist wichtig: Wo befinden Sie sich jetzt auf diesem Weg? Jetzt im Moment?

Kl.: Ich habe bereits mehr als die Hälfte Leben hinter mir, aber noch mehr habe ich vor mir.

Th.: Danke schön. Darf ich Ihnen die Hand geben?

Kl.: Darf ich Sie umarmen?

Th.: Ja, natürlich, danke schön.

[Sitzungsende]

Kommentar zum Therapiefall Barbara

Der Therapiefall von Barbara zeigt die Bedeutung von limbischen Fragen und Kommentaren, die nicht auf Annahmen oder Interpretationen beruhen. Sie spiegeln den unmittelbaren Prozess der Kl. im Hier und Jetzt. Man darf grundsätzlich davon ausgehen, dass in jedem Menschen Ressourcen vorhanden sind, wie etwa die Hoffnung auf Heilung. Es gilt, diese therapeutisch konkreter werden zu lassen, durch Verbalisieren deutlicher zu vergegenwärtigen, herauszuarbeiten und in den Prozess einzubetten. Durch das sorgsame Detektieren können Ressourcen besser utilisiert werden; sie erzeugen neue physiologische Netzwerke im Gehirn einer Kl.

Ein bewusst herbeigeführtes Atemmuster „freundlich (in Bezug auf die innere Haltung), ruhig und langsam" ist daher wichtig, um die Schmerzmodulation im zentralen und peripheren Nervensystem zu verändern. Ein weiteres wichtiges Moment liegt in der „bezeugenden" Anteilnahme einer Th., die nicht bewertend, sondern bestärkend auftritt, besonders, wenn der therapeutische Fortschritt in sehr kleinen Schritten erfolgt.

Während eines Therapieprozesses können immer wieder wellenartig Emotionen auftauchen. Diese nimmt eine Th. einfach nur still wahr. Als Zeuginnen schauen wir anteilnehmend zu, ohne aktives Tun. Es ist äußerst interessant zu beobachten, dass Kl. jederzeit spüren, ob wir mit ihnen in Kontakt sind oder ob wir abgelenkt oder kurzzeitig innerlich abwesend sind.

Störende Geräusche als Ressourcen

Dieses Beispiel aus der Schmerztherapie mit Traumafokus zeigt ebenfalls, dass störende Geräusche, wenn diese auftreten, genutzt und zu stärkenden Ressourcen umgewandelt werden können, so wie es bei Barbara und dem lauten Zimmerventilator war.

In einer Fortbildung bei einem bekannten Kollegen erlebte ich vor einigen Jahren ein weiteres Beispiel für eine solche Ressourcenumwandlung: Als ein Handy plötzlich während des Seminars laut ertönte, verwendete er diesen störenden Effekt als Ressource. Er nahm einen tiefen Erholungsatemzug und meinte, er nütze diesen Moment eines läutenden Handys dazu, innezuhalten und einen Entspannungs-Atemzug zu nehmen. Kurze Zeit später ertönte erneut ein Handy in die Stille der Gruppe, und zu meiner Verblüffung haben die meisten Gruppenteilnehmerinnen ebenfalls einen tiefen Entspannungs-Atemzug genommen. So kann man störend-unterbrechende Geräusche sogar als Ressourcen verwenden.

10 Ergebnisse einer Langzeitstudie zu Psychotherapie bei chronischen Schmerzpatientinnen

In verschiedenen wissenschaftlich anerkannten Forschungsarbeiten wurden chronische Rückenschmerzen und Migräne bisher als nicht heilbare, chronische Schmerzerkrankungen beschrieben. Wir konnten mit den ersten Forschungsergebnissen zu Painspotting (dt. Schmerzfokus) in einer Langzeitstudie mit männlichen und weiblichen Schmerzpatientinnen nachweisen, dass chronische Schmerzzustände wie Migräne, Rücken- und Gelenkschmerzen mit der auf dem Gehirn basierenden Methode **Schmerzfokus** eine signifikante Effektstärke zeigen und nachhaltig heilbar sind – im Sinne einer Auflösung der vorhandenen Schmerzsymptome (vgl. Schulz, 2018).

Die Langzeitstudie habe ich in den Jahren 2016 bis 2018 in Zusammenarbeit mit der deutschen sysTelios-Klinik für Psychosomatik und Psychotherapie bei Patientinnen mit chronischem Schmerz durchgeführt. Im Jahr 2016 wurden fünfzehn Therapeutinnen der Klinik von mir in Schmerztherapie mit Painspotting ausgebildet, bevor mit der Studie begonnen werden konnte. Die KlientInnen erhielten während ihres Aufenthaltes Einzelsitzungen mit Schmerzfokus (Painspotting).

Die Dauer des Klinikaufenthalts wurde zu Beginn festgelegt und umfasste zwischen vier und max. zehn Wochen. Jede Klientin bzw. jeder Klient musste vor Therapiebeginn einen von uns entwickelten Schmerzfragebogen (Schmerz-Anamnese) ausfüllen. Nach jeder Schmerztherapie-Sitzung erhielt jede Kl. einen weiteren Fragebogen, um den Schmerzverlauf zu dokumentieren.

Das Studiendesign war eine Prä-Post-Längsschnittstudie ohne Kontrollgruppe (siehe zu den folgenden Ausführungen auch die Übersichten in Anhang B). Die Studie wurde bei chronischen Schmerzpatientinnen von ausgebildeten Mitarbeiterinnen der sysTelios-Klinik, die in TF ausgebildet waren, durchgeführt. An der Prä-Studie nahmen 47 Probandinnen teil, während an der Post-Studie (Katamnese, 6 Monate nach Entlassung) nur mehr 24 Probandinnen teilgenommen haben. Dies lag unter anderem daran, dass die Patientinnen die Klinik bereits verlassen hatten und aus verschiedenen rechtlichen Gründen nicht mehr persönlich dazu aufgefordert werden konnten, ihre Fragebögen außerhalb der Klinik zurückzuschicken.

Es wurde in abgeänderter Form der deutsche Schmerzfragebogen (DSF) der Deutschen Schmerzgesellschaft in der überarbeiteten Version von Bernd Nagel, Michael Pfingsten, Gabriele Lindena und Thomas Kohlmann (2015) verwendet. Die Messergebnisse des Fragebogens wurden in den folgenden neun Skalen zusammengefasst (siehe Anhang B):

1. Schmerz Intensität
2. Schmerz Beeinträchtigung
3. Schmerz Schweregrad
4. Schmerz negative Affektqualität
5. Depressivität
6. Angst
7. Stress
8. Wohlbefinden und Alltagsbewältigung
9. gesundheitsbezogene Lebensqualität

Aus diesen neun Skalen wurde eine statistische Gesamtskala gebildet, das sogenannte multiple Ergebniskriterium Schmerz (MEK-S).

Die Wirkung der **Klientinnenmerkmale** ergab keine signifikanten Unterschiede zwischen der Probandinnengruppe mit und derjenigen ohne Katamneseerhebung. Allerdings zeigte sich bei einer Analyse der Klientinnenmerkmale, dass **jede zweite Klientin schon länger als fünf Jahre unter chronischen Schmerzen litt**.

Bei einer Analyse der **schmerzbezogenen Skalen** *Schmerzintensität, Schmerz Beeinträchtigung* und *Schmerz Schweregrad* zeigte sich, dass die Klientinnen an jedem dritten Tag aufgrund hoher Schmerzintensität vor Therapiebeginn ihren **Alltagsverpflichtungen nicht nachkommen** konnten.

In Bezug auf das **psychische Befinden** waren die Probandinnen zu Studienbeginn zusätzlich beeinträchtigt durch Depressivität, Angst und Stress. Die statistische Auswertung des psychischen Befindens ergab bei *Depressivität, Angst und Stress* sowie beim Merkmal *negative Affektqualität von Schmerz* keine signifikanten Unterschiede.

Auch bei den Skalen *Wohlbefinden und Alltagsbewältigung trotz Schmerz* und *gesundheitsbezogene Lebensqualität* zeigten unsere Auswertungen keine statistisch signifikanten Unterschiede.

Beeindruckend für uns war die Tatsache, dass sowohl das **Wohlbefinden als auch die gesundheitsbezogene Lebensqualität der Klientinnen zu Studienbeginn als sehr gering angegeben** worden waren.

Die Ergebnisse der Studie wurden in einem Prä-Post-Vergleich durch die standardisierte Prä-Post-Effektgröße nach Cohen (1992) bewertet. Dabei gilt folgende Einteilung der Effektstärken:

- kleiner Wirksamkeitseffekt $d > 0.20$
- mittlerer Wirksamkeitseffekt $d > 0.50$
- großer Wirksamkeitseffekt $d > 0.80$

In Bezug auf **Schmerz** ist sowohl die **Intensität** (großer Wirksamkeitseffekt) als auch die **sekundäre Beeinträchtigung** (mittlerer Wirksamkeitseffekt) **durch chronischen Schmerz signifikant bis hoch signifikant zurückgegangen** (siehe Anhang B).

Beim **psychischen Befinden** zeigten sich **mittlere bis große Effektstärken.**

Die Studie ergab bezüglich **Veränderung des Wohlbefindens und der Lebensqualität** bei beiden Faktoren große bis sehr große Wirksamkeitseffekte. In den schmerztherapeutischen Ergebnissen zeigte sich bei *gesundheitsbezogener Lebensqualität* eine besonders **hohe Änderungssensitivität**.

Die Patientinnen der Studie gaben an, dass sich ihr Gesamtbefinden sehr stark verbesserte, was bei chronischem Schmerz als eine wichtige Aussage zu sehen ist, gerade wenn wir uns vergegenwärtigen, wie sehr die Lebensqualität bei chronischen Schmerzpatientinnen sinkt und wie sehr sie im Alltag sehr darunter leiden.

Als Ergebnis der Langzeitstudie (sechs Monate nach der Erhebung) ließen sich bei den untenstehenden untersuchten Dimensionen zu Schmerz mittlere bis sehr große Behandlungseffekte nachweisen:

1. Schmerzintensität (1.23)
2. schmerzbedingte Beeinträchtigung (0.51)
3. Schmerzerleben bzw. negative affektive Schmerzqualität (1.01)
4. psychische Belastung mit Depressivität (0.73)
5. Angst (0.86) und Stress (0.91)
6. Wohlbefinden und Alltagsbewältigung (0.83)
7. gesundheitsbezogene Lebensqualität (1.93)

64 % der Klientinnen bewerteten den **Behandlungserfolg sechs Monate nach Entlassung als „sehr gut“ beziehungsweise „gut“**.

Die Untersuchungsergebnisse der Langzeitstudie wurden mir dankenswerterweise von Nina Schulz zur Verfügung gestellt.

Die Langzeitstudie mit Schmerzpatientinnen zeigte, dass Schmerzfokus (Painspotting) eine wirksame schmerztherapeutische Methode zur Behandlung von chronischen Schmerzerkrankungen darstellt. Weitere Studien an Schmerzambulatorien sind in Planung, um den Grad der Wirksamkeit zu belegen.

Literaturverzeichnis

Abdallah, C. G., & Geha, P. (2017). Chronic Pain and Chronic Stress: Two Sides of the Same Coin? SAGE journals. *Chronic Stress*, Vol. 1, 1–10, March 23.

Apkarian, V., & Bushnell, C. (2005). Human brain mechanisms of pain perception and regulation in health and disease. *European Journal of Pain*, 9 (2005), 463–484.

Apkarian, V., Sosa, Y., Sonty, S., Levy, R., Harden, N., Parrish, T., & Gitelman, D. (2004). Chronic Back Pain Is Associated with Decreased Prefrontal and Thalamic Gray Matter Density. *The Journal of Neuroscience*, 24 (46), 10410–10415.

Badenoch, B. (2018). *The Heart of Trauma. Healing the embodied brain in the context of relationship*. New York: Norton.

Bonica, J. (1954). The Management of Pain. *The American Journal of the Medical Sciences*, 227(5), 593.

Borsook, D., Upadhyay, J., Chudler, E., & Becerra, L. (2010). A key role of the basal ganglia in pain and analgesia – insights gained through human functional imaging. *Molecular Pain*, 6, 27.

Braus, D. F. (2011). *Ein Blick ins Gehirn. Psychiatrie als angewandte klinische Neurowissenschaft* (2. Aufl.). Stuttgart: Thieme.

Breivik, H., Collett, B., Ventafridda, V., Cohen, R., & Gallacher, D. (2006). Survey of chronic pain in Europe: Prevalence, impact on daily life, and treatment. *European Journal of Pain*, 10, 287–333.

Bushnell, C., Čeko, M., & Low, L. (2013). Cognitive and emotional control of pain and its disruption in chronic pain. *Nature Review Neuroscience*, 14(7), 502–511.

Cannon, W. B. (1932). *The Wisdom of the Body*. New York: Norton.

Cheng, K. S., Han, R., & Lee, P. F. (2018). Neurophysiological study on the effect of various short durations of deep breathing: A randomized controlled trial. *Respiratory Physiology and Neurobiology*, 249, 23–31.

Cohen, J. (1992). A Power Primer. *Psychological Bulletin*, July, 112 (1), PsycARTICLES, S. 155.

Dilling, H., & Freyberger, H. J. (2001). *Taschenführer zur Klassifikation psychischer Störungen*. Bern: Huber.

Egle, U. T. (2014). *Wenn der Schmerz im Gehirn entsteht.* Vortrag. Abgerufen von http://mediathek.hhu.de/watch/13c5361f-4b52-44d6-90fd-4bcbcac5abbe (18.10.2018).

Egle, U. T. (2017). *Wie das Gehirn aus Stress Schmerz macht und wie man das erfolgreich behandeln kann. Teil 1.* Konferenz Lindauer Psychotherapiewochen. Abgerufen von researchgate.net/publication/316240039.71.

Egle, U. T., Ecker-Egle, M. L., & Nickel, R. (2011). Fibromyalgie-Syndrom. Eine Stressverarbeitungsstörung. *Schweizer Archiv für Neurologie und Psychiatrie*, 162(8), 326–337.

Eisenberger, N., Jarcho, J., Lieberman, M., & Naliboff, B. (2006). An experimental study of shared sensitivity to physical pain and social rejection. *Pain*, 126, 132–138.

Engel, G. (2011). *Schmerz umfassend verstehen. Der biopsychosoziale Ansatz zeigt den Weg.* Bern: Huber.

Erickson, M. (1976). *Hypnotic Realities. The Induction of Clinical Hypnosis and Forms of Indirect Suggestion.* New York: Irvington.

Falkai, P., & Wittchen, H. U. (2018). *Diagnostisches und Statistisches Manual Psychischer Störungen DSM-V.* Göttingen: Hogrefe.

Fischer, G., & Riedesser, P. (2009). *Lehrbuch der Psychotraumatologie.* München: Reinhardt UTB.

Gendlin, E. (1998). *Focusing-orientierte Psychotherapie.* Stuttgart: Klett-Cotta.

Goldstein, E. B. (2002). *Wahrnehmungspsychologie.* Heidelberg: Spektrum.

Grand, D. (2003). *EMDR – Ein Durchbruch in der Psychotherapie.* Wien: Passagen.

Grand, D. (2013). *Brainspotting.* Kirchzarten: VAK.

Guss Teicholz, J., & Kriegman, D. (1998). *Trauma, Repetition, & Affect Regulation. The Work of Paul Russell.* New York: Other Press.

Hebb, D. O. (1949). *The Organization of Behavior. A new psychological theory.* New York: Wiley.

Herman, J. (2015). *Trauma and Recovery: The Aftermath of Violence – From Domestic Abuse to Political Terror.* New York: Basic Books.

Herzka, H.-S. (2004). *Zur Integration zwischen Soma und Psyche. Spezifität und Vernetzung psychomotorischer Zugänge.* Referat Kinderspital (Universitätsspital) Zürich, Tagung über Psychomotorische Therapie und integrative Schule, 12.11.2004.

Hirsch, M. C. (2000). *Glossar der Neuroanatomie.* Berlin, Heidelberg: Springer.

Horowitz, M. J. (1986). Stress-response syndromes: a review of posttraumatic and adjustment disorders. *Hospital and community psychiatry,* 37(3), 241–249.

Huber, M. (2007). Trauma und die Folgen. *Trauma und Traumabehandlung, Teil 1.* Paderborn: Junfermann.

Jensen, K., Loitoile, R., Kosek, E., Petzke, F., Carville, S., Fransson, P., ... Kong, J. (2012). Patients with fibromyalgia display less functional connectivity in the brain's pain inhibitory network. *Molecular Pain,* 8, 32.

Jerath, R., Crawford, M., Barnes, V., & Harden, K. (2015). *Self-Regulation of Breathing as a Primary Treatment for Anxiety.* New York: Springer Science & Business Media.

Jerath, R., Edry, J., Barnes, V., & Jerath, V. (2006). Physiology of long pranayamic breathing. Neural respiratory elements may provide a mechanism that explains how slow deep breathing shifts the autonomic nervous system. *Medical Hypotheses,* 2006, Vol. 67 (3), 566–571.

Keysers, C., & Gazzola, V. (2014). Hebbian learning and predictive mirror neurons for actions, sensations and emotions. *Philosophical Transactions of the Royal Society B: Biological Sciences,* 369(1644): 20130175.

Kirschbaum, C., & Hellhammer, D. H. (1999). Hypothalamus-Hypophysen-Nebennierenrindenachse. *Enzyklopädie der Psychologie. Psychoendokrinologie und Psychoimmunologie* (S. 79–140). Göttingen: Hogrefe.

Knaster, P., Karlsson, H., Estlander, A. M., & Kalso, E. (2012). Psychiatric disorders as assessed with SCID in chronic pain patients: the anxiety disorders precede the onset of pain. *General Hospital Psychiatry,* Vol. 34 (1), 46–52.

Kröner-Herwig, B., Frettlöh, J., Klinger, R., & Nilges, P. (2017). *Schmerzpsychotherapie. Grundlagen, Diagnostik, Krankheitsbilder, Behandlung* (8. Aufl.). Berlin, Heidelberg: Springer.

LeDoux, J. (2016). *Angst. Wie wir Furcht und Angst begreifen und therapieren können, wenn wir das Gehirn verstehen.* Wals: Ecowin.

Leone, A. P., Amedi, A., Fregni, F., & Merabet, L. B. (2009). The plastic human brain cortex. *Annual Review of Neuroscience,* 28, 377–401.

Lindemann, E. (1944). Symptomatology and management of acute grief. *American Journal of Psychiatry,* 101, 141–149.

Loyd, D., & Murphy, A. (2009). The Role of the Periaqueductal Gray in the Modulation of Pain in Males and Females: Are the Anatomy and Physiology Really that Different? *Neural Plasticity,* Jan. DOI: 10.1155/2009/462879.

Main, M. (1995). Desorganisation in der Bindung. In G. Spangler & P. Zimmermann (Hrsg.), *Die Bindungstheorie – Grundlagen, Forschung und Anwendung.* Stuttgart: Klett-Cotta.

Mallot, H. (2000). *Sehen und die Verarbeitung visueller Information.* Wiesbaden: Springer Vieweg.

May, A., Bahra, A., Büchel, C., Frackowiak, R., & Goadsby, P. (1998). Hypothalamic activation in cluster headache attacks. *The Lancet,* Vol. 352 (9124), 275–278.

Melzack, R., & Wall, P. (1965). Pain Mechanism: A New Theory. *Science,* Vol. 150, Number 3699.

Nagel, B., Pfingsten, M., Lindena, G., & Kohlmann, T. (2015). *Handbuch Deutscher Schmerzfragebogen.* Deutsche Schmerzgesellschaft e.V. Sektion der International Association for the Study of Pain (IASP). Abgerufen von https://www.dgss.org/fileadmin/user_upload/DSF-Handbuch_2015.pdf (23.02.2019).

Ogden, P., Minton, K., & Pain, C. (2010). *Trauma und Körper. Ein sensumotorisch orientierter psychotherapeutischer Ansatz.* Paderborn: Junfermann.

Ossipov, M. H., Dussor, G. O., & Porreca, F. (2010). Central modulation of pain. *Journal of clinical investigation,* 120 (11), 3779–3787.

Pfeiffer, C., Wetzels, P., & Enzmann, D. (1999). *Innerfamiliäre Gewalt gegen Kinder und Jugendliche und ihre Auswirkungen.* Forschungsbericht Nr. 80. Kriminologisches Forschungsinstitut Niedersachsen.

Porges, S. (2009). The polyvagal theory: New insights into adaptive reactions of the autonomic nervous system. *Cleveland Clinic Journal of Medicine,* April, 76 (Suppl. 2), 86–90.

Porges, S. (2010). *Die Polyvagal-Theorie. Neurophysiologische Grundlagen der Therapie.* Paderborn: Junfermann.

Porges, S. (2017). *Die Polyvagal-Theorie und die Suche nach Sicherheit.* Lichtenau: Probst.

Putnam, F. (1989). *Diagnosis and treatment of multiple personality disorder.* New York, London: Guilford Publications.

Ramachandran, V. S. (2011). *The Tell-Tale Brain: Unlocking the Mystery of Human Nature.* New York: W. W. Norton.

Reddemann, L. (2001). *Imagination als heilsame Kraft: Zur Behandlung von Traumafolgen mit ressourcenorientierten Verfahren.* Stuttgart: Pfeiffer.

Rodrigues, S., LeDoux, J., & Sapolsky R. (2009). The Influence of Stress Hormones on Fear Circuitry. *Annual Review of Neuroscience,* 32, 289–313.

Sack, M. (2005). *Der Einfluss akuter dissoziativer Symptome auf die autonom-vegetative Regulation.* Korrigierte Fassung der Habilitationsschrift an der Medizinischen Hochschule Hannover.

Sapolsky, R. (1998). *Why Zebras Don't Get Ulcers. The acclaimed guide to stress, stress-related diseases and copying.* New York: Henry Holt.

Schmidt, G. (2004). *Liebesaffären zwischen Problem und Lösung. Hypnosystemisches Arbeiten in schwierigen Kontexten.* Heidelberg: Carl Auer.

Schnabel, A. (2010). Prädiktoren für chronische Schmerzen nach Operationen. *Der Schmerz,* 24(5), 517–533.

Schore, A. N. (1994). *Affect Regulation and the Origin of the Self.* Mahwah: Erlbaum.

Schore, A. N. (2000). Attachment and the regulation of the right brain. *Attachment & Human Development,* Vol. 2, No. 1. Oxford: Routledge.

Schore, A. N. (2001). The effects of early relational trauma on right brain development, affect regulation and infant mental health. *Infant Mental Health Journal,* Vol. 22 (1–2), 201–269.

Schore, A. N. (2003). *Affect Regulation and the Repair of the Self.* New York: Norton.

Schore, A. N. (2007). *Right brain affect regulation. An essential mechanism od development, trauma, dissociation and psychotherapy.* New York: Yellowbrick.

Schore, A. N. (2018). Right brain implicit self: A central mechanism of the psychotherapy change process. In G. Craparo & C. Mucci (2018), *Unrepressed unconscious, implicit memory and clinical work.* London: Routledge.

Schore, A. N., & Halasz, G. (2011). In conversation with Allan Schore. *Australasian Psychiatry,* Vol. 19, No. 1, 30–36. Abgerufen von Researchgate, Publication Nr. 232056914.

Schulz, E., May, E., Postorino, M., Tiemann, L., Nickel, M., Witkovsky, V., Schmidt, P., Gross, J., & Ploner, M. (2015). *Prefrontal Gamma Oscillations Encode Tonic Pain in Humans.* Oxford Press: Cerebral Cortex, 1–8.

Schulz, N. (2018). *Evaluation einer schmerztherapeutischen Intervention am Beispiel der sysTelios Klinik.* Bachelor Thesis an der SRH Hochschule Heidelberg, Fakultät für Angewandte Psychologie.

Selye, H. (1951). The Physiology and Pathology of Exposure to Stress. *Science,* Vol. 113, Issue 2938, 462–463.

Selye, H. (1991). *Stress beherrscht unser Leben.* München: Heyne.

Shapiro, F. (1998). *EMDR – The Breakthrough „Eye Movement" Therapy for Overcoming Anxiety, Stress And Trauma.* New York: Basic Books.

Smallwood, J. (2006). The Restless Mind. *Psychological Bulletin,* Vol. 132, No. 6, 946–958.

Statista. (2010). *Prävalenz chronischer Schmerzen in ausgewählten europäischen Ländern im Jahr 2010.* Hamburg: Statista GmbH. Abgerufen von https://de.statista.com/statistik/daten/studie/201890/umfrage/praevalenz-chronischer-schmerzen-in-ausgewaehlten-laendern/ (18.10.2018).

Teicher, M., Anderson, S., Polcari, A., Anderson, C., Navalta, C., & Kim, D. (2003). The neurobiological consequences of early stress and childhood maltreatment. *Neuroscience and Biobehavioral Reviews,* 27, 33–44.

Tracey, I., Ploghaus, A., Gati, J., Clare, S., Smith, S., Menon, R., & Matthews, P. (2002). Imaging Attentional Modulation of Pain in the Periaqueductal Gray in Humans. *Journal of Neuroscience*, 1, 22 (7), 2748–2752.

Trepel, M. (2012). *Neuroanatomie. Struktur und Funktion* (5. Aufl.). München: Urban & Fischer.

Turk, D. C., & Melzack, R. (2001). *Handbook of Pain Assessment* (2. Aufl.). New York: Guilford.

Van der Kolk, B. (2000). *Traumatic Stress. Grundlagen und Behandlungsansätze. Theorie, Praxis und Forschung zu posttraumatischem Stress sowie Traumatherapie*. Paderborn: Junfermann.

Van der Kolk, B. (2014). Yoga as an Adjunctive Treatment for Posttraumatic Stress Disorder – A Randomized Controlled Trial. *Journal of Clinical Psychiatry*, 75:0, 2014.

Van der Kolk, B. (2016). *Verkörperte Schrecken: Traumaspuren in Gehirn, Geist und Körper und wie man sie heilen kann*. Lichtenau: Probst.

Wolpe, J. (1969). *The Practice of Behavior Therapy*. New York: Pergamon Press.

Zelano, C., Jiang, H., Zhou, G., Arora, N., Schuele, S., Rosenow, J., & Gottfried, J. (2016). Nasal Respiration Entrains Human Limbic Oscillations and Modulates Cognitive Function. *Journal of Neuroscience*, 36(49), 12448–12467.

Anhang A: Körperschema für die Schmerzanamnese

Schmerzen: Schmerzintensität NRS 0–10, Geschichte von Schmerz im Leben (mit Zeitangabe). Bitte zeichnen Sie im Körperschema ein, an welchen Körperstellen Ihre Schmerzen auftreten bzw. auftraten.

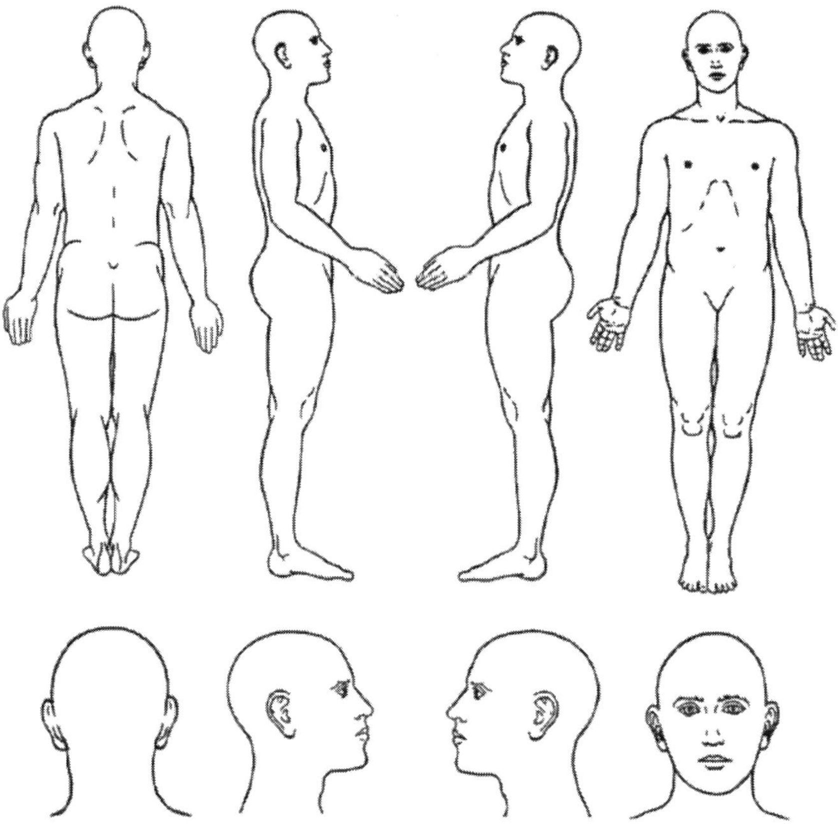

Wie wirkt sich der Schmerz auf Ihren Lebensalltag aus? Was Ihnen alles spontan einfällt:

Welche Behandlungen, Eingriffe haben Sie bisher gehabt? Und wann?

Seit wann bestehen Ihre gegenwärtigen Schmerzen?

Datum (Jahr / Monat) seit: ____ . ______

Deutsche Schmerzgesellschaft e.V.
Sektion der International Association for the Study of Pain (IASP)

Anhang B: Forschungsergebnisse der Langzeitstudie

Studiendesign

Chronische Schmerzpatienten mit Painspotting-Therapie während des Klinik-Aufenthaltes

Aufnahme → V1, V2, … → Entlassung → **Katamnese (3 Monate nach Entlassung)**

$N_A = 47$ (100%) | **Vergleich zwischen Aufnahme und Katamnese** | **$N_K = 23$ (49%)**

Eingruppen-Prä-Post-Design ohne Kontrollgruppe!
Alle Schmerzpatienten der Klinik nehmen auch am schmerztherapeutischen Angebot teil.

Assessment: Der DSF-Fragebogen Deutscher Schmerzfragebogen

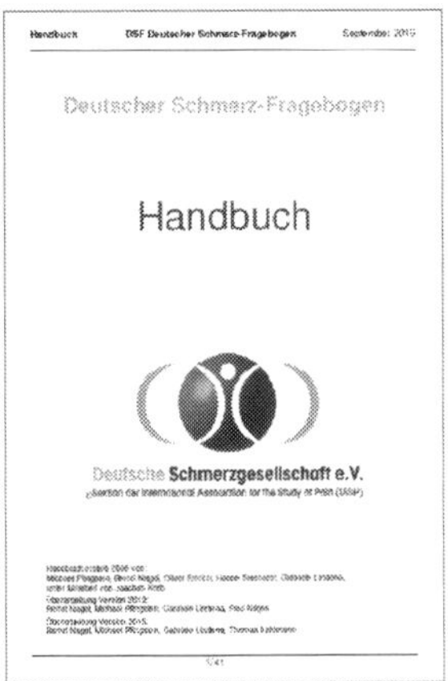

Fragebogen-Skalen	A	K
Schmerz Intensität	X	X
Schmerz Beeinträchtigung	X	X
Schmerz Schweregrad (nach v. Korff)	X	X
Schmerz Negative Affektqualität	X	X
DASS Depressivität, Angst und Stress	X	X
FW7 Wohlbefinden und Alltagsbewältigung	X	X
VR12 Gesundheitsbezogene Lebensqualität	X	X

A – Messung bei Aufnahme
K – Messung bei Katamnese, 3 Monate nach Entlassung

Stichprobe und Dropout-Analyse: Patientenmerkmale

Katamnese vorhanden? Messung bei Aufnahme	Nein M (SD)	Ja M (SD)	p
Anzahl N	24 (51%)	23 (49%)	
Alter M (SD)	48.00 (9.43)	49.45 (11.50)	.640[a]
Geschlecht			.679[b]
Frauen	16 (67%)	14 (61%)	
Männer	8 (33%)	9 (39%)	
Schmerzdauer bei Aufnahme			.371[c]
Bis 6 Monate	4 (17%)	0 (0%)	
6-12 Monate	1 (4%)	3 (14%)	
1-2 Jahre	2 (8%)	1 (5%)	
2-5 Jahre	5 (21%)	5 (23%)	
Mehr als 5 Jahre	12 (50%)	13 (59%)	

Jeder 2. Patient leidet schon länger als 5 Jahre unter Schmerzen

Anmerkungen. [a] t-Test, [b] chi²-Test, [c] Mann-Whitney-U-Test.

Stichprobe und Dropout-Analyse: Schmerzbezogene Skalen

Katamnese vorhanden? Messung bei Aufnahme	Nein (N=24) M (SD)	Ja (N=23) M (SD)	p
Schmerzintensität Mittelwert aus dem [durchschnittlichen, größten und momentanen Schmerz] x 10 (0 kein ... 100 stärkster Schmerz)	63.77 (16.06)	56.97 (15.43)	.155
Beeinträchtigung durch Schmerz Mittelwert Beeinträchtigung durch [Schmerz in Alltag (Ankleiden, Waschen...), Freizeit (Familie, Freunde...) und Arbeitsfähigkeit] x 10 (0 keine ... 100 völlige)	64.93 (19.07)	55.76 (23.14)	.153
Schmerz Schweregrad (v. Korff) (0 kein ... 4 sehr stark)	3.53 (0.77)	2.86 (1.13)	**.037**

An jedem dritten Tag konnten die Patienten aufgrund hoher Schmerzintensität vor Therapiebeginn Ihren Alltagsverpflichtungen nicht nachkommen ...

Stichprobe und Dropout-Analyse: Psychisches Befinden

Katamnese vorhanden? **Messung bei Aufnahme**	**Nein** (N=24) M (SD)	**Ja** (N=23) M (SD)	**p**
Schmerz Negative Affektqualität Summe aus Bewertung der Schmerzen als „elend + schauderhaft + scheußlich + furchtbar" (0 trifft nicht … 12 trifft genau zu)	6.23 (3.19)	5.47 (2.96)	.427
DASS Depressivität (>10 auffällig) **DASS Angst** (>6 auffällig) **DASS Stress** (>10 auffällig) (0 gar nicht … 21 sehr stark)	11.96 (5.43) 7.78 (4.46) 14.61 (4.78)	10.36 (4.69) 6.73 (4.22) 12.91 (4.47)	.299 .420 .225

Klinisch relevante Beeinträchtigung durch Depressivität, Angst und Stressbelastung zu Therapiebeginn

Stichprobe und Dropout-Analyse: Wohlbefinden und Lebensqualität

Katamnese vorhanden? **Messung bei Aufnahme**	**Nein** (N=24) M (SD)	**Ja** (N=23) M (SD)	**p**
FW7 Wohlbefinden und Alltags-bewältigung trotz Schmerz (0 niedrig … 35 hoch)	10.92 (7.58)	10.31 (5.82)	.767
VR-12 Gesundheitsbezogene Lebensqualität Gesamtskala aus allen 12 Items. Diese wurden zuvor auf einen Wertebereich von 0-100 lineartransformiert. Cronbachs Alpha = .77 (0 sehr niedrig … 100 sehr hoch)	31.25 (13.50)	34.36 (12.72)	.426

Wohlbefinden und gesundheitsbezogene Lebensqualität sind vor Behandlungsbeginn bedenklich niedrig

Stichprobe und Dropout-Analyse: MEK_S Multiples Ergebniskriterium

Katamnese vorhanden? **Messung bei Aufnahme**	**Nein** (N=24) M (SD)	**Ja** (N=23) M (SD)	**p**
MEK_S Multiples Ergebniskriterium Schmerz Aus Schmerzintensität, Beeinträchtigung, Disability-Tagen, DASS Depressivität, -Angst, -Stress, Schmerz negativer Affekt, FW7 sowie VR-12. Auf 0-100 transformiert. Cronbachs Alpha = .66 (Aufnahme) bzw. .82 (Katamnese) (0 sehr schlechtes ... 100 sehr gutes Befinden)	37.72 (11.88)	45.37 (11.14)	**.030**

Katamnese-Nichtantworter sind auf dem explorativ gebildeten Multiplen Ergebniskriterium Schmerz (MEK_S) zu Therapiebeginn (vor allem durch Schmerzen) etwas stärker belastet (d = -0.67) als die Katamnese-Antworter. Hinsichtlich der übrigen Patientenmerkmale und Skalen sind die beiden Gruppen bei Aufnahme vergleichbar.

Standardisierte Ergebnisbewertung mit Prä-Post-Effektgrößen

$$d = \frac{M_{pre} - M_{post}}{SD_{pre}}$$

Reduktion Symptome

$$d = \frac{M_{post} - M_{pre}}{SD_{pre}}$$

Verbesserung Wohlbefinden

d > 0.20 kleiner Effekt
d > 0.50 mittlerer Effekt
d > 0.80 großer Effekt
(Cohen, 1992)

Erfolg der Behandlung

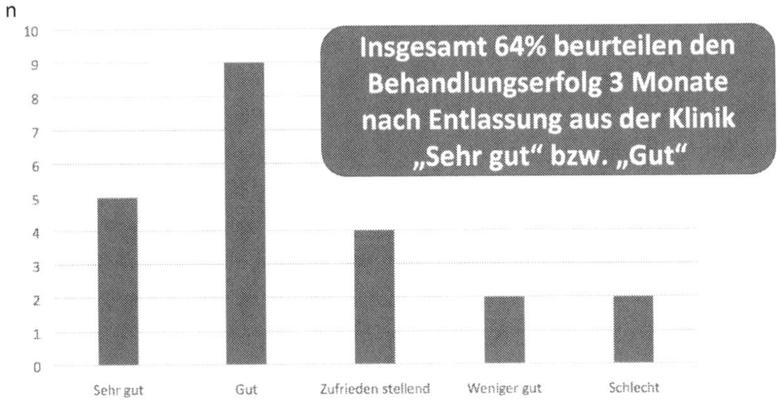

n
10
9
8
7
6
5
4
3
2
1
0
Insgesamt 64% beurteilen den Behandlungserfolg 3 Monate nach Entlassung aus der Klinik „Sehr gut“ bzw. „Gut“
Sehr gut
Gut
Zufrieden stellend
Weniger gut
Schlecht

Prä-Post-Vergleiche: Veränderung schmerzbezogene Skalen

	Aufnahme M (SD)	**Katamnese** M (SD)	[a]**p**	[b]**d**
Schmerzintensität Mittelwert aus dem [durchschnittlichen, größten und momentanen Schmerz] x 10 (0 kein … 100 stärkster)	59.07 (14.13)	41.67 (18.51)	**.002**	1.23
Beeinträchtigung durch Schmerz Mittelwert Beeinträchtigung durch [Schmerz in Alltag (Ankleiden, Waschen…), Freizeit (Familie, Freunde…) und Arbeitsfähigkeit] x 10 (0 keine … 100 völlige)	57.41 (22.77)	45.74 (26.27)	**.046**	0.51
Schmerz Schweregrad (v. Korff) (0 bis 4 Punkte)	2.89 (1.13)	2.44 (1.29)	.104	0.40

Prä-Post-Vergleiche: Veränderung psychisches Befinden

	Aufnahme M (SD)	**Katamnese** M (SD)	[a]p	[b]d
Schmerz Negative Affektqualität Summe aus Bewertung der Schmerzen als „elend + schauderhaft + scheußlich + furchtbar" (0 trifft nicht … 12 trifft genau zu)	6.00 (2.45)	3.53 (3.04)	**.011**	1.01
DASS Depressivität (>10 auffällig) **DASS Angst** (>6 auffällig) **DASS Stress** (>10 auffällig) (0 gar nicht … 21 sehr stark)	10.36 (4.69) 6.73 (4.22) 12.91 (4.47)	6.95 (5.41) 4.59 (4.11) 8.86 (5.20)	**.004** **.017** **.001**	0.73 0.86 0.91

Anmerkungen. [a]Paarweiser t-Test (einseitige Testung). [b]Effektgröße Cohens d.

Große Behandlungseffekte (d>0.80) …

Prä-Post-Vergleiche: Veränderung Wohlbefinden und Lebensqualität

	Aufnahme M (SD)	**Katamnese** M (SD)	[a]p	[b]d
FW7 Wohlbefinden und Alltags-bewältigung trotz Schmerz (0 niedrig … 35 hoch)	10.32 (5.83)	15.18 (8.52)	**.005**	0.83
VR-12 Gesundheitsbezogene Lebensqualität Gesamtskala aus allen 12 Items. Diese wurden zuvor auf einen Wertebereich von 0–100 lineartransformiert. Cronbachs Alpha = .77 (Aufnahme) bzw. .88 (Katamnese) (0 sehr niedrig … 100 sehr hoch)	32.57 (9.79)	51.48 (18.27)	**<.001**	1.93

Anmerkungen. [a]Paarweiser t-Test (einseitige Testung). [b]Effektgröße Cohens d.

Die Skala VR-12 zeigt in dieser Stichprobe eine besonders hohe Änderungssensitivität …

Prä-Post-Vergleiche: Veränderung MEK_S Multiples Ergebniskriterium

	Aufnahme M (SD)	**Katamnese** M (SD)	[a]**p**	[b]**d**
MEK_S Multiples Ergebniskriterium Schmerz Aus Schmerzintensität, Beeinträchtigung, Disability-Tagen, DASS Depressivität, -Angst, -Stress, Schmerz negativer Affekt, FW7 sowie VR-12. Auf 0-100 transformiert. Cronbachs Alpha = .66 (Aufnahme) bzw. .82 (Katamnese) (0 sehr schlechtes ... 100 sehr gutes Befinden)	45.37 (11.14)	60.66 (19.08)	**<.001**	1.37

Anmerkungen. [a]Paarweiser t-Test (einseitige Testung). [b]Effektgröße Cohens d.

Auch beim explorativ gebildeten Multiplen Ergebniskriterium Schmerz (MEK_S) zeigt sich ein sehr groOer Prä-Post-Effekt von 1.37. Die Patienten verbessern sich von 45 auf 61 (von 100) möglichen Punkten des Gesamtbefindens!

Prä-Post-Vergleiche: Veränderung MEK_S Multiples Ergebniskriterium

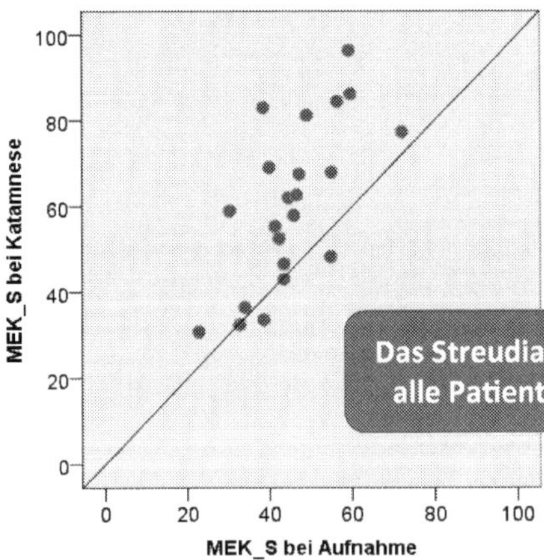

$M_{Aufnahme}$ = 45.37 (SD=11.14)
$M_{Katamnese}$ = 60.66 (SD=19.08)
d = 1.37

Das Streudiagramm zeigt, dass sich fast alle Patienten auf MEK_S verbessern

Anmerkungen. N = 22 Patienten mit vollständiger Messung.

Fazit der 3-Monats-Katamnese

Mittlere bis große Behandlungseffekte (Cohens d) bei ...

- der **Schmerzintensität** (1.23)
- der **schmerzbedingten Beeinträchtigung** (0.51)
- dem **Schmerzerleben** bzw. negativen affektiven Schmerz-qualität (1.01)
- der **psychischen Belastung** mit **Depressivität** (0.73), **Angst** (0.86) und **Stress** (0.91)
- dem **Wohlbefinden und der Alltagsbewältigung** (0.83)
- der **gesundheitsbezogenen Lebensqualität** (1.93)
- dem explorativ gebildeten **Multiplen Ergebniskriterium Schmerz MEK_S** (1.37)

Stichwort- und Personenverzeichnis